伤寒论求真

——基于康平本的全新探解

（上）

邢 斌 著

中国中医药出版社
·北京·

图书在版编目（CIP）数据

伤寒论求真：基于康平本的全新探解 . 上 / 邢斌著 . —北京：中国中医药出版社，2017.10（2024.6 重印）

ISBN 978 – 7 – 5132 – 4289 – 9

Ⅰ . ①伤…　Ⅱ . ①邢…　Ⅲ . ①《伤寒论》—研究

Ⅳ . ① R222.29

中国版本图书馆 CIP 数据核字（2017）第 140862 号

中国中医药出版社出版

北京经济技术开发区科创十三街 31 号院二区 8 号楼

邮政编码　100176

传真　010-64405721

北京盛通印刷股份有限公司印刷

各地新华书店经销

开本 880 × 1230　1/32　印张 9　字数 187 千字

2017 年 10 月第 1 版　2024 年 6 月第 3 次印刷

书号　ISBN 978 – 7 – 5132 – 4289 – 9

定价　59.00 元

网址　www.cptcm.com

服务热线　010-64405510

购书热线　010-89535836

维权打假　010-64405753

微信服务号　zgzyycbs

微商城网址　https://kdt.im/LIdUGr

官方微博　http://e.weibo.com/cptcm

天猫旗舰店网址　https://zgzyycbs.tmall.com

如有印装质量问题请与本社出版部联系（010-64405510）

自　序

一

《伤寒论》是中医经典著作之一，历来为世人所重，因此学中医且希望深入堂奥者很少有不读此书的。但《伤寒论》颇不易读，所以半途而废、读不下去者比比皆是；即便对《伤寒论》下了很大苦功，熟读能诵，乃至撰述专著者，其能真正解决一些该书疑难问题，而不是附会曲说的，确乎少之又少。

还是谈谈我自己的经历吧。

我从大学期间开始读《伤寒论》，至今已十多年。那时候下过一定的功夫，浏览过很多名家注解，但是应该说很多条文仍是看不懂的。在此情况下，不得不先挑容易的事儿做，那就是更多地关注经方——读不懂全书，至少从实用角度讲，先尽可能掌握临床运用吧。

毕业后，几度想重新研读《伤寒论》，结果总是半途而废。原因很简单：第一是读不懂的地方，依然读不懂。那些疑难条文，翻遍名家注解，觉得没有一人是不牵强附会的。不认可别人的解读，但自己也束手无策，所以能做的依然还是研究经方的临床运用。第二是惰性，不肯迎难而上，柿子拣软的捏。研究经方，对临床肯定有裨益，但止步于此，就不能获得更大的突破。

这一僵局彻底被打破，是在这一两年，我研读了康平本之后。

其实我很早就知道有康平本这一《伤寒论》传本，因为至少在我大学毕业之前就翻阅过钱超尘先生的《伤寒论文献通考》，但未予以足够的重视。因为翻阅《金匮玉函经》等《伤寒论》传本后，发现并无助于解决那些疑难条文，所以想当然地以为康平本大概也是差不多的吧。

实际大不一样！

2012 年春，娄绍昆先生《中医人生——一个老中医的经方奇缘》出版。我认为这是一本非常棒的回忆录，可以给不同的人以不同的收获。而对我来讲，除了一些具体临床经验的获取外，最重要的帮助就是让我重新拿出康平本来！

书中讲，那还是 1971 年，娄先生当时在浙江龙泉县一处工地上做小工，因为某些机缘得以拜访当地名医仲万春先生。

在解答青年娄绍昆的疑问时，仲先生提到了康平本。

他说："康平《伤寒论》本是最佳文本，它比通行已久的成本，以及赵开美的复刻本更接近于仲景原著。"

在谈话中，仲先生曾通过桂枝汤证与麻黄汤证的脉象比较来阐述仲景脉学的特点，从宋本第 12 条的方后注及第 28 条来证明桂枝汤证存在着"无汗"的类型，并从桂枝汤证的有关条文来说明"在临床上遇到主症齐备、症状叙说清楚的方证时，可以不需要再考虑脉象如何"的道理，这些论述都让人耳目一新，而且并不牵强，相反是有理有据的，而其所据正在康平本中。

还有更让人震惊的呢！

青年娄绍昆问仲先生：

“仲景脉法以寸口脉的全脉为脉象依据，但是他在《伤寒论·序》中为什么批评‘凡医’诊察时‘按寸不及尺，握手不及足，人迎、趺阳，三部不参’的马虎做派……再说仲景在《伤寒论》‘平脉法’与‘辨脉法’中还有诊趺阳脉的条文。”

仲先生回答说：

“的确如此，在《伤寒论·序》中的后半部分中强调寸关尺分部诊法与人迎、寸口、趺阳三部诊法，以及《伤寒论·平脉法》与《伤寒论·辨脉法》中还有诊趺阳脉的条文。但问题是……《伤寒论》文本中，仲景诊治疾病时为什么大量使用寸口部全脉诊法，而闭口不谈寸关尺分部诊法与人迎、寸口、趺阳三部诊法，这又是为什么？”

仲先生认为，在这个矛盾的现象里，只有《伤寒论》文本中大量使用的寸口部全脉诊法，才能更真实地代表仲景脉法。他进一步指出：

“我们在康平本里可以找到明确的依据。首先，我们知道康平本《伤寒论》中没有《平脉法》与《辨脉法》这两篇。康平本《伤寒论》版本形式非常特殊，其字行有十五字行、十四字行、十三字行之分。据专家研究，十五字行是仲景原文，十四字行是准原文，十三字行是后人的追文。据此版本形式推想，则现行宋本、成本中的《伤寒论·序》并非仲景一人之手笔。

上述《伤寒论·序》中作者批评“按寸不及尺，握手不及足，人迎、趺阳，三部不参”的文字，均出于文章的后半部分，这一部分的版本形式都是十三字行，所以是后人追文的可能性比较大。康平本《伤寒论·伤寒例》中更明确地提到仲景脉法是寸口脉的全脉，如它对六病各自的纲脉是如是论述的，‘尺寸俱浮者，大阳受病也’‘尺寸俱长者，阳明受病也’‘尺寸俱弦者，少阳受病也’‘尺寸俱沉细者，大阴受病也’‘尺寸俱沉者，少阴受病也’‘尺寸俱微缓者，厥阴受病也’。”

娄先生马上想起大黄黄连泻心汤证的条文——“心下痞，按之濡，其脉关上浮者，大黄黄连泻心汤主之”，因而问：

“仲万春先生，大黄黄连泻心汤证条文中的‘脉关上浮者’这句话难道在康平本《伤寒论》中不是这样写的吗？”

仲先生笑着回答道：

“你猜对了，康平本《伤寒论》中只有‘脉浮者’，其‘关上’一词的确是后人的旁注。”

两人的这番对话，涉及仲景究竟是怎样应用脉诊的，涉及《伤寒论》文本中一些自相矛盾的问题，涉及康平本独特的版本形式，涉及《伤寒论·序》的真伪问题，乃至其他条文的真伪问题。

“真伪”二字，仲先生虽未直接点出，但那是明摆着的事。其实绝大多数让人困惑不已的问题，都是真伪问题导致的。因为有后人的文字夹杂在某一条文中，导致这句话读不通，或者自相矛盾。又或者整条条文，或整个篇章都是后人的文字，导致整个文本存在不同的思想，因而自相矛盾，让人无所适从。

所以，这本“更接近于仲景原著”的康平本，它的重要价值就在于辨真伪上。

读了娄先生的书，看了仲先生这位临床家的谈话，你还能无动于衷吗？

对我来说，有了一定要将康平本拿出来看一看的冲动！

二

《伤寒论》的传本中，通行本（或者说是定型化的传本）是北宋官校本和成无己的《注解伤寒论》。

北宋官校本（简称“宋本”），指的是北宋校正医书局成立后，林亿等于治平二年（1065）校定的《伤寒论》十卷本。

林亿等校定本系白文本，校勘不多，注释无几，不便研读，成无己于金皇统四年（1144）撰成《注解伤寒论》（简称“成本”），此书是已知的最早一种全文注释本，颇受后人推崇，很快取代宋本，而成为广泛流行的主要传本。

宋本《伤寒论》流传日稀，至明代后期已极少见。万历年间著名藏书家赵开美终访得宋本《伤寒论》，予以翻刻（时在1599年）。因今宋治平二年所刻之《伤寒论》已不可得，而赵刻本逼真宋本，故今所谓宋本，实即赵开美翻刻本。然由于战乱等原因，不过半个世纪，清初之时，赵刻本几已淹晦不闻。至今日，赵刻本存世者仅5部。后世所谓据赵刻本而进行的翻刻本，实则皆非真正的宋本。直到20世纪80年代，国家中医药管理局组织对11部重点中医古籍进行整理研究，刘渡舟教授任主编、钱超尘教授任副主编的《伤寒论校注》，才第一次以宋本为底本进行整理研究。当时所据系北京国家图书馆珍藏的赵刻本的缩微胶卷，原书藏台北故宫博物院，为今仅存的5部宋本之一。①

至于成本，内容编次基本上大同宋本，但也有部分文字的增删。一般认为，成无已所据者为宋本，但掺入己意，且辗转翻刻，故与宋本而有出入。也有学者认为，成氏除参考宋本外，还找到未经林亿等校勘的民间写本来参考，这是成本与宋本在内容上有差异的原因②。

《伤寒论》的其他传本（即早于通行本的古传本）有《金匮玉函经》、唐本、淳化本、敦煌残卷本、康治本、康平本等。

《金匮玉函经》(简称《玉函经》或《玉函》)，是《伤寒论》的古传本。北宋治平三年（1066）高保衡、孙奇、林亿校定此书后，作《校正金匮玉函经疏》。其中说："《金匮玉函经》与《伤寒论》同体而别名，欲人相互检阅而为表里，以防后世之亡逸……细考前后，乃王叔和撰次之书……其文理或有与《伤寒论》不同者，然其意义皆通，圣贤之法不敢臆断，故并两存之。"

唐本《伤寒论》，指的是孙思邈编录于《千金翼方》中的《伤寒论》。孙思邈是初唐大医学家，自青年时代起即勤于收集和研究古代医药文献。但在他编写《备急千金要方》时，尚只

① 以上参考钱超尘《伤寒论文献通考》(学苑出版社1993年出版，426～428页)，马继兴《中医文献学》(上海科学技术出版社1990年出版，123～124页，127页)，刘渡舟主编、钱超尘副主编《伤寒论校注》(中医古籍整理丛书重刊本)之"附言"(人民卫生出版社2013年出版，277～282页)。

② 参考李顺保编著《伤寒论版本大全》(学苑出版社2000年出版，717～718页)。

见到《伤寒论》的一些零星资料。这些资料虽很不完整，但他却也视如拱璧而编入该书第九卷。若干年后，孙氏编写《千金翼方》，这时他终于见到了完整的《伤寒论》，因而编入该书第九、第十卷。钱超尘先生称此为唐本《伤寒论》。据钱先生研究，宋本、唐本、《玉函》颇为接近，系同一传本系统。①

淳化本《伤寒论》，是收录于《太平圣惠方》卷八的《伤寒论》。因《太平圣惠方》是在淳化三年（992）编成刊行的，故称“淳化本”。由于《太平圣惠方》在后世甚少流传，而有关《伤寒论》的内容又掩藏在卷帙浩繁的书中，故极少有学者对这个本子开展研究。除马继兴先生《中医文献学》提及此书外，钱超尘先生《伤寒论文献通考》、李顺保先生《伤寒论版本大全》先后对此书做过校注。以上三书都认为淳化本是高继冲于宋开宝年间进献的，但我以为这样的说法并无充分的证据。后钱先生在《张仲景研究集成》中认为宋臣校正《伤寒论》所用底本为高继冲进献本，而此进献本未被收入《太平圣惠方》中，也就是说推翻了他本人早期的观点。我认为当以后者为是。

敦煌本《伤寒论》残卷，指的是甘肃敦煌出土文献中的《伤寒论》抄本残卷。钱超尘先生将三种抄本分别命名为甲本、乙本和丙本。其中甲本抄录于编号为S.202的残卷中，抄录的内容为“辨脉法”。乙本、丙本均抄录于编号为P.3287的残卷中，抄录的内容分别为“辨脉法”与“伤寒例”。

---

① 以上参考钱超尘《伤寒论文献通考》（44页，123～124页），钱超尘、温长路主编《张仲景研究集成（上）》（中医古籍出版社2004年出版，101页）。

康治本《伤寒论》，原系唐人手抄卷子本，为《伤寒论》的节录本，仅抄录65条，50方，卷末写有“唐贞元乙酉岁写之”字样，后于日本康治二年（1143）由沙门了纯再次抄写。此后在19世纪中叶被发现，于安政五年（1858）由京都书林出版。1982年我国的中医古籍出版社据此影印出版。[①]

康平本《伤寒论》，是日本后冷泉天皇康平三年（1060）侍医丹波雅忠据家传抄本而抄写的本子。此后在贞和二年（1346）由医家和气朝臣嗣成重加抄录，故康平本亦名“和气本”。在1936年，大塚敬节先生从川越利根川尚方氏遗藏中得此康平本，并“参校他家藏本一部，及《和气氏古本伤寒论》二部，皆是传写之旧本”，于昭和丁丑（1937）印行。此后大塚敬节先生将康平本赠送给我国名医叶橘泉先生。后者于1947年铅印发行。

康平本具有两大特点，这在前文介绍的《中医人生——一个老中医的经方奇缘》一书中已大略提及。一是其书写有一行十五字、一行十四字、一行十三字的区别，研究者将一行十五字者称为原文，一行十四字者称为准原文，一行十三字者称为追文；而其他的传本，是没有原文、准原文、追文的区别的。二是条文中有嵌注与傍注，且数量颇多；而在其他的传本中，这些注都是混入正文的。

比较以上《伤寒论》传本，除淳化本外，似出自同一个系统，而以康平本为最接近古貌者。为什么说康平本最接近古貌？这需要对古书是如何形成的做一介绍。

---

① 钱超尘《伤寒论文献通考》627页。

三

古书是如何形成的?

这就要说到这一年里，另一本对我有重要启发的著作——宁镇疆先生的《〈老子〉“早期传本”结构及其流变研究》。

这是一部研究《老子》“早期传本”的专著，但作者从《老子》结构演变进而探讨古书的流传与形成，可以给我们研究《伤寒论》以很大启发。

第一，宁先生指出，早在20世纪上半叶，余嘉锡先生、傅斯年先生的著作中即体现了一个同样的思想：古书的形成是一个动态的、“长时段”演变的过程。近年来，随着出土材料的不断涌现，这种动态、发展、“长时段”的古书形成观，已逐渐为学者所认同。宁先生特别指出，“我们今天有大量出土材料作参照，有此认识自非难事”，而余先生、傅先生能有此认识，纯系对传世文献的淹贯与烂熟，其真知锐识，更非一般学者可比。

第二，所谓“长时段”的动态、发展的成书过程，这当中包括了形形色色的“附益”。

宁先生引余嘉锡《古书通例·辨附益第四》语云:“古人作文，既不自署姓名，又不以后人之词杂入前人著述为嫌……复因竹简繁重，撰述不多，后师所作，即附先师以行，不似后世人人有集，敝帚自享，以为千金，唯恐人之盗句也。故凡其生平公牍之文，弟子记录之稿，皆聚而编之。”

“附益”包括“后师”对其他书的采借、“后师”的发挥，以及注文的混入等。

《伤寒论》的诸版本中，唯康平本有原文、准原文、追文的独特形式。其中准原文、追文均为“后师”所作，其内容或是对他书的采借，或是“后师”的发挥，还包括师生的问答。另外，康平本中触目皆是的嵌注、傍注，在其他传本中均变为正文，这正是“附益”的一种重要形式。可以说，透过康平本，我们能清晰地看到《伤寒论》作为一本古书是如何动态发展而成为现在通行本的样子的。而这一典型例子，也充分反映出余先生、宁先生的研究真实不虚！

第三，《老子》是语录体的，与诸子著述式的散文不同，它的成书，走的是一条由松散材料汇编成相对结构严谨的书的道路。

我想古书里面，《论语》的成书应该与《老子》相似。而《伤寒论》是条文式的，有的条文甚至就是一则医案，故我推测其成书应该与《老子》也具有一定的相似性。当然，《伤寒论》中有“三阴三阳”，显然这是一种提纲挈领的认识，故《伤寒论》的成书又似也有从总体上谋篇布局的因素。或者说，两种因素兼而有之。

第四，古书在流传中，不断有所窜改、附益、调整，何以这样的本子能够流传下去？宁先生认为学派的口传心授是一原因，其中“业师”的选择是关键。

他说：“当‘业师’迅速接受（很可能有的新本子即为这些‘业师’所手订）了新的本子，并以之在学派间教授、传习的时候，由于‘家法’或‘师承’的关系，这种新的本子就会拥有相当的权威性，并因此以很快的速度传播开来。”

我这里再做一点引申：其实，“业师”是相对他的学生而言的，“业师”还有他的“业师”，或者说代代有“业师”，那就是说古书流传中的窜改、附益、调整，可能是在每一代中均有发生的，因为那时候没有著作权意识，故此为非常正常的事。而隔开“祖师”几代之后的“业师”，他的思想与“祖师”还有几多相似，还真不好说。在他的弟子心目中，“业师”的口传心授，恐怕比看不见的“祖师”或简帛上“祖师”的文字更具有权威性吧。也就是说，不管“后师”的观点与“祖师”的观点是否一致，哪怕是相反的，但由于“后师”在他那个时间段内的权威性，故他的言论进入古书的文本是轻而易举的。古书就是这样层层累积起来的。

《伤寒论》的通行本中就有不少师徒问答形式的条文，而这样的条文在康平本中均为追文。这表明：《伤寒论》早期的确是在师徒间传授；“后师”的一些理解、观点，通过教授学生而进入到《伤寒论》的文本中去。此外值得注意的是，这些追文的观点很多时候与原文的观点是不一致的，而这丝毫不妨碍它们进入《伤寒论》文本，这就是我之前说的，“后师”的言论要进入古书的文本是轻而易举的。

第五，宁先生指出：今人对古人著作的诠释中，经常可以看到寻求“一致性”解释的倾向。“我们总是习惯归纳：要在纷繁芜杂的表述中寻求作者‘一贯’的思想；乐于综合：想在林林总总的观念中‘整合’出作者的‘根本’性的思想……在不明章句结构演变情况下所作的思想阐释，其实越‘圆通’往往越不‘通’。最高明的解释，实际上反而离题万里。”

今人诠释古人著作，为什么会追求作者“一贯”的思想？我以为关键在于不明白“古书通例”，想当然地以为古书的形成与今人写书是一样的。今人写书自然是本着“一贯”的思想，有计划地按照严密的逻辑，撰成前后“一致”而“圆通”的专著。可古书的形成却绝不是这样，相反却是一个“长时段”、动态、发展的演变过程，在演变过程中，增入了大量后人的东西，即前面说的“附益”。增入的内容，可能是同一学派的，但也可能并非同一学派的，因此很可能是矛盾的内容。即便是同一学派，各人的理解也不一致，自然也有可能互相矛盾。不明此中道理，而欲求“一致”“圆通”的解释，牵强附会必不能免！可以说一千多年的《伤寒论》研究史中充斥了牵强附会的东西，而明白了“古书通例”之后，我可以说这样一句话：很多研究《伤寒论》的论著从此不需要再看了！

但是，并不是说有了康平本，明白了“古书通例”，我们就能彻底读懂《伤寒论》。而只是说，我们有了更好的基础，有了不一样的眼光。当然这还不够，深入细致的思考、抽丝剥茧的分析，一定是不能缺少的！①

---

① 大塚敬节先生，他挖掘出康平本，其功至伟，但客观地说，他对《伤寒论》的解说并没有因此而获得超迈前人的成绩。其著《伤寒论解说》一书，吴家镜译，台湾大众书局出版（未标明出版年月）。此书总论部分有大塚敬节先生独到的创见，如认为《伤寒论》原文是战国时代人写的，而由张仲景集成，追论与注文主要由张仲景、王叔和等所作，导入《内经》的世界观以解释原文，但反而成为后来难以理解《伤寒论》的原因。这一观点与我的看法大体上不谋而合，或者说已先我而言，但他对《伤寒论》条文的具体解说却并无新见。

这里，我还要给读者泼点冷水。我以为，即便有超人的智慧，而欲彻底读懂《伤寒论》，依然是不可能的！因为，康平本虽最近古貌，但它仍然只是《伤寒论》成书过程中的一个中间环节，因此其“原文”中还是会有各种“附益”存在。所以，若无更古的本子出现，某些疑难条文依旧无法读懂，对此只能存疑，不必妄解[①]。我想我们对待《伤寒论》，应该有一个客观理性、务实求真的态度。

现在，就让我们尽最大努力，以康平本为基础[②]，借助“古书通例”的新视角，深入细致地重新研读、思考《伤寒论》吧！

邢斌

写成于2013年11月12日

---

① 读者阅读本书正文，当能发现笔者借助康平本，已解决了《伤寒论》中的不少疑难问题，但仍有一些问题无法解决。

② 以康平本为基础，并不意味着排斥《伤寒论》的其他传本，相反，必须同时加以考察。事实上，多数情况下康平本固为最佳，但亦有少数地方却以他本为胜。

几点说明

一、解题

在一年多的《伤寒论》研读过程中，我多次对友人、学生说:《伤寒论》到底应该怎样读？我认为首先应该把它作为一本普通古书来读。也就是说,《老子》《论语》《庄子》应该怎样读,《伤寒论》就应该怎样读。其次，才是把《伤寒论》当一本医书来读。因此，文献学的知识（比如版本、目录、校勘、训诂、音韵等）是非常重要的。

后读大塚敬节先生的《伤寒论解说》，他在第一章“序论”中说：

“在现存的《伤寒论》中，有所谓原文或正文的旧文，与后人的追文或追论及注文等掺杂在其间，所以我想，究明这些事项，是为研究《伤寒论》的第一步。此虽为一项艰难的工作，然而已有许多经过先哲费尽心血的考证，且我亦有我的卑见，故拟把它公开出来，请教于有识之士。”

大塚敬节先生关于“研究《伤寒论》的第一步”的论述，可谓先得我心！与我所说的首先要把《伤寒论》作为一本普通古书来研究——先要进行文献学的研究——大体上是一回事，只是我所说的范围更大而已。

而这在段逸山教授《中医古籍校读法》一书中被称为“校

读”，即“‘校读’是阅读古书的重要方法。”“大凡阅读古籍均须采用校读法，而中医古籍尤其需要校读。”

“校”指校勘，“读”指读书，“校为求取真文，是读的基础；读为阐明真义，是校的目的”。校读法可分可合，分别叙述时，校与读可别为二论；具体运用时，校与读必然合为一法，密不可分。①

把校读法称为一种读书方法，或者说校读法这种提法，我总觉得不太妥当。因为“校”是有明确含义的，但“读”字则无着落。说“读”是“读书”，那等于没说。我认为，究其实，“校读法”就是文献学研究，就是综合运用各种文献学的知识或方法（比如版本、目录、校勘、训诂、音韵等），对古籍加以研究，目的则如段先生所说，求取真文、阐明真义。

段先生将“求真文”与“明真义”视为古籍校读法的真谛所在，我认为将“真谛”改作“目的”可能更准确一些。我在《心灵的沟通——怎样读古代医家的著述》一文中说：

“我将读古医书的过程分解为这样三步：第一步是求原意，第二步叫求真意，第三步是求其用。

“求原意，就是要搞清楚古人著述的本意是什么。因为古医书体例的关系，古医家观点的表达，不可能如今人那样条理清晰。如东垣的《内外伤辨惑论》《脾胃论》等，其体例当然不可能有“第一章”“第二章”之类的条理，而主要由一篇篇短小的札记组成。他的重要的学术观点“阴火”论，客观地说，是

---

① 以上引文分别见于段逸山主编《中医古籍校读法》（人民卫生出版社 2009 年出版）1、2、4 页。前引大塚敬节的话，用段先生的话来说，就是要求取真文。

一个很不完善的东西。东垣自己就没有给“阴火”下过一个准确的定义，且“阴火”一词散见各篇，这为理解和研究“阴火”论带来了困难，因而需要我们做一番收集整理、归纳分析的工作，力求客观理性而不能带有主观成见，务使符合东垣原意。……

“求真意，是在明了古人原意基础上，循名责实，探求临床本质。如前所述，古人著述往往不满足于简单陈述临床事实，而有理论发挥的欲望。而恰恰是这样的医著，更容易受旁人的青睐，实际却未必胜人一筹，虽然其理论思维的层次较高。在这一点上，中医学与一般的自然科学不同，后者理论是本，各种各样的现象为标；而我以为中医学里，临床事实为本，各种理论学说为标。没有临床事实支撑，一切理论学说不过是浮云。因为临床事实是客观存在的，且有一定边界，而中医的理论往往是缺乏边界约束的。这样的理论的好处是给了我们更多“医者意也”式的发挥空间，但另一方面这也可视为坏处。我们读古医书的目的，不是为了那表层的理论，而是为了探求理论深处的事实真相。这就是我所谓“求真意”的涵义。可是，怎样才能求得真意呢？这就又要回到前面所说的沟通基础了。如果我们浑浑噩噩，不踏踏实实地干临床，缺乏独立思考与自由思想的精神，不在临床上验证古人的学说，不在临床上创新与实验，没能从临床中产生问题意识，我们怎么可能在古医书中读出古人的问题意识呢？又如何能在古医书中找到理论背后的临床事实呢？总之，基于临床的思考才是问题的关键。

“再说求其用，这可以说是我们这些临床医生读古医书的最终目的，事实上舍此也再无其他目的。我想，我们已有前述求原意、求真意的基础，这就意味着我们已与古医家临床之心相通，我们可以直接借鉴他们的经验，现在需要的是我们的临床验证，这样，求其用的目的是一定能实现的。”①

我把阅读古医书分解为求原意、求真意、求其用这样三步，现在看来仍是对的。但当时较少考虑到阅读古籍的基础，就是首先要对古籍进行文献学研究。当我们获得一个相对较为准确的文本，对其文辞的字面意思能够正确理解，有了这样的基础，我们求原义、求真义的工作才是扎实可信的②。因此，在这里对我关于阅读古医书的认识做一点修正：对文本，要求真文，明真义；对医理，应求原意，求真意。

无论对文本的求真文、明真义，还是对医理的求原意、求真意，都是“求真”！本书之所以起名“伤寒论求真”，意即在此。

接下来再简单说一说本书书名的副标题——基于康平本的全新探解。

“基于康平本”，就是认为康平本为最具备古貌的《伤寒论》传本，故应以它为基础；但又不是唯康平本是从，因为虽然多数情况下康平本为最佳，但亦有少数地方以他本为胜。

所谓“全新探解”，第一是视角全新，即以“古书通例”来重新审视《伤寒论》，不少地方会感到豁然开朗；第二是笔者此次重读《伤寒论》，通过反复思考获得了不少新的见解。

---

① 此文收入拙作《半日临证半日读书》，中国中医药出版社 2012 年出版。

② 临床运用是另外一回事，可以有很大的自由发挥的空间。

二、内容与体例

（一）

本书的主体是对《伤寒论》“三阴三阳”及霍乱、阴阳易、差后劳复等条文的探解，故不出现“辨脉法”“平脉法”“伤寒例”“痉湿暍”“可与不可”诸篇。

（二）

本书的体例是先列条文，条文之后是笔者的探解。

（三）

关于条文：

为了阅读的方便，或者说照顾读者的习惯，每一条文先列宋本，后列康平本。为何不罗列其他传本？因为多数条文大同小异，没有必要一一列举，否则篇幅过长，不免繁琐。但是，若有疑难问题，或其他传本条文较胜时，则有可能列举或采用其他传本，并在文中说明。

其他传本，是指本书“自序”中提到的成本、《玉函经》、唐本、康治本等。

为何不参考敦煌残卷本？因为敦煌本是残卷，只有“辨脉法”“伤寒例”的部分内容，故本书不参考这一传本。

为何不参考淳化本？因为淳化本与其他传本的差异过大。何以如此？我个人认为可能是“后师”的看法、观点掺入乃至窜改过甚，因而对《伤寒论》原貌改变过大。故欲研究《伤寒论》的演变、流传，淳化本当然具有意义，但若为求真文，则意义不大，所以本书不参考这一传本。

宋本条文的序号，本书依重庆市中医学会新辑宋本《伤寒论》（重庆人民出版社 1955 年出版）。

康平本条文的序号，由笔者循顺序编定。

康平本条文，区别为原文、准原文、追文三种。即把原抄本中一行十五字者称为原文，一行十四字者称为准原文，一行十三字者称为追文。本书在康平本条文的序号后标出。

康平本条文中大量的“嵌注”“傍注”，均在条文中用括号标出。

（四）

关于探解：

探解部分，大致包括校读、探讨、运用三方面内容，但根据实际情况，可有可无，可长可短，且不标出小标题。

校读，主要是对原文的校勘。因为本书将宋本与康平本对照罗列，故两者之异同读者一目了然。因此，如果并非重要的问题，或仅有一些无关紧要的差异，笔者没有必要着意指出。而只有当遇到重要的疑难问题，且宋本、康平本具有较为重要的差异，或其他传本有显著差异时，方特意指出。至于词义的训解，一般《伤寒论》研究或解说的书籍均有，且非笔者所长，故本书不涉及。

探讨，是本书的重点，在颇多条文中均有笔者的一家之言。其中也可能包括了对一些重要注家的批评，但更主要是提出本人的看法。特别是在一些自古以来就聚讼纷纭的条文中，笔者自信提出了符合临床、符合逻辑的观点，也就是说自以为大体达到了“《伤寒论》求真”的目的。当然，也有仍无法破解的难题，对此我将实事求是地指出：我仍读不懂，或者说当存疑而待今后有新材料出现。

运用，并非本书的重点。然而医理上的求真，必然涉及临床的运用问题。而且，作为一名临床医生来写这本《伤寒论求真》，自然而然地会笔涉临床。但是，把笔者近年来对伤寒论方的运用发挥心得详细地写出来，是本书完成后的计划。

最后再重申一下，探解的写作，可长可短；校读、探讨、运用，并不面面俱到，不列小标题，可能缺项，也可能详述，总以写出自己独到的观点为要。

三、其他

（一）

还有四个笔者杜撰的词汇，需要在这里说明一下。

如本书《自序》中所说，古书是长时段、动态、发展、逐渐成书的，《伤寒论》也是如此。张仲景不是《伤寒论》的“原始作者”，而是使《伤寒论》呈现出目前通行本面貌的“后期作者（或曰后期编者，下同）”之一①，另一位重要的“后期作者”则是后于张仲景的王叔和②，“后期作者”一定还有其他人。但“原始作者”及绝大多数“后期作者”的具体姓名及生平已不可考。

“原始作者”与“后期作者”这两个词汇为笔者所杜撰，本不精确，我也并无意创造名词术语，只是想用以大致表达《伤寒论》成书过程中早期、后期撰述者的意思。早期、后期都是模糊的概念，请读者不必深究，但能理解我的用意即可。

---

① 一般医者的心目中，《伤寒论》就是张仲景撰写的，包括一些医学史著作、《伤寒论》研究专著也是这么认为的。

② 王叔和与张仲景弟子卫汛交厚，即便叔和与仲景不为师弟之谊，亦必相知。参见《伤寒论文献通考》52、57页。

与“原始作者”与“后期作者”相应，还有“原始文本”与“后期文本”两个词汇。这同样也是模糊的概念，“后期文本”中较多“附益”，越后期则越多“附益”，而越接近我们现在所能看到的通行本的面貌。

（二）

在本书《自序》中我曾说：“很多研究《伤寒论》的论著从此不需要再看了！”这里补充一句：一些日本学者的著作不在此列。

我不懂日文，对日本汉方医学的历史也不够了解。是娄绍昆先生的《中医人生——一个老中医的经方奇缘》引导我阅读了陆渊雷先生的《伤寒论今释》。陆先生是讲求“求取真文”的，而他一再引用山田正珍先生《伤寒论集成》的看法，使我顺藤摸瓜又阅读了山田氏的大作。后者又一再引述刘栋《伤寒论刘氏传》、中西惟忠《伤寒论辨正》《伤寒名数解》的观点，使我了解到刘氏、中西氏、山田氏均是以“求取真文”为首务的。后来我读到大塚敬节先生的《伤寒论解说》，他指出：

“日本的《伤寒论》的研究主流，否定《素问》《灵枢》的世界观与经络思想的导入，倾向于《伤寒论》自有《伤寒论》的世界观……然而《伤寒论》的经文（亦称正文或原文）姑且不论，在后人的追文或注文之中，有明显的站在《黄帝内经》的世界观者，而与《伤寒论》的世界观对立。因此，以《黄帝内经》的立场解说《伤寒论》的人们全面地肯定《伤寒论》，相反地以《伤寒论》的世界观解说《伤寒论》的人们却将矛盾的条文或字句，认为是后人所掺入而采取把它删去的态度。”

应该承认，某些日本学者功力深厚、见解过人，令人无法不钦佩！刘氏、中西氏、山田氏，乃至与他们一脉相承的我国陆渊雷先生，对一些后人追论的辨析，验之康平本，多有中的者，而他们当时并未读过康平本。

所以，《伤寒论今释》与《伤寒论集成》是本书所倚重的两本重要参考书。但话虽如此，本书也时有对陆渊雷先生的批评，因我一切以求真为原则。

（三）

这里再对本书的主体——“三阴三阳”（以及霍乱、阴阳易、差后劳复）条文探解——中出现引文的标注做一点说明。

若某书经常被本书引用，且引文出现在该书相应条文中的，不再出注，因为过于繁琐，且读者很容易就能找到原文。譬如宋本第 7 条（康平本相应条文为第 10 条）之下笔者的探解引用山田正珍《伤寒论集成》的文字，完全可以不必出注，因为很显然，读者若要核查引文，一定能在《伤寒论集成》宋本第 7 条山田氏的注解中找到。余则类推。

但是，如果某书较少为本书引用，或所引之文并不在相应条文之中，读者不容易找到出处，则出注以便利读者核查引文。

定稿于 2014 年 2 月 5 日

目　录

《伤寒论》原序

伤寒卒病论集（宋本）
伤寒卒病论（康平本）

论曰：余每览越人入虢之诊，望齐侯之色，未尝不慨然叹其才秀也。怪当今居世之士，曾不留神医药，精究方术，上以疗君亲之疾，下以救贫贱之厄，中以保身长全，以养其生，但竞逐荣势，企踵权豪，孜孜汲汲，惟名利是务；崇饰其末，忽弃其本，华其外而悴其内。皮之不存，毛将安附焉？卒然遭邪风之气，婴非常之疾，患及祸至，而方震栗，降志屈节，钦望巫祝，告穷归天，束手受败。赍百年之寿命，持至贵之重器，委付凡医，恣其所措，咄嗟呜呼！厥身以毙，神明消灭，变为异物，幽潜重泉，徒为啼泣。痛夫！举世昏迷，莫能觉悟，不惜其命，若是轻生，彼何荣势之云哉！而进不能爱人知人，退不能爱身知己，遇灾值祸，身居厄地，蒙蒙昧昧，蠢若游魂。哀乎！趋世之士，驰竞浮华，不固根本，忘躯徇物，危若冰谷，至于是也。

余宗族素多，向余二百，建安纪年以来，犹未十稔，其死亡者三分有二，伤寒者十居其七。感往昔之沦丧，伤横夭之莫救，乃勤求古训，博采众方，撰用《素问》《九卷》《八十一难》《阴阳大论》《胎胪药录》并《平脉辨证》，为《伤寒杂病论》合十六卷。虽未能尽愈诸病，庶可以见病知源。若能寻余所集，思过半矣。

夫天布五行，以运万类；人禀五常，以有五脏；经络府俞，阴阳会通；玄冥幽微，变化难极。自非才高识妙，岂能探其理致哉！上古有神农、黄帝、岐伯、伯高、雷公、少俞、少师、仲文，中世有长桑、扁鹊，汉有公乘阳庆及仓公，下次以往，未之闻也。观今之医，不念思求经旨，以演其所知；各承家技，终始顺旧；省疾问病，务在口给，相对斯须，便处汤药。按寸不及尺，握手不及足；人迎趺阳，三部不参；动数发息，不满五十。短期未知决诊，九候曾无仿佛；明堂阙庭，尽不见察，所谓窥管而已。夫欲视死别生，实为难矣！

孔子云：生而知之者上，学则亚之。多闻博识，知之次也。余宿尚方术，请事斯语。（宋本）

（傍注：集论曰）余每览越人入虢之诊，望齐侯之色，未尝不慨然叹其才秀也。怪当今居世之士，曾不留神医药，精究方术，上以疗君亲之疾，下以救贫贱之厄，中以保身长全，以养其生，但竞逐荣势，企踵权豪，孜孜汲汲，惟名利是务；崇饰其末，忽弃其本，华其外而悴其内。皮之不存，毛将安附焉？哀乎！趋世之士，又驰竞浮华，不固根本，卒然遭邪风之气，婴非常之疾，患及祸至，而方震栗，降志屈节，钦望巫祝，告穷归天，束手受败。赍百年之寿命，持至贵之重器，委付□医，而恣其所措，咄嗟呜呼！厥身以毙，神明消灭，变为异物，幽潜重泉，徒为啼泣。痛夫！举世昏迷，莫能觉悟，不惜其命，若是轻生，彼何荣势之云哉！而进不能爱人知人，退不能爱身知己，遇灾值祸，身居厄地，蒙蒙昧昧，蠢若游魂，忘躯徇物，危若冰谷，至于是也。余宗族素多，向余二百，建安纪年以来，犹未十稔，其死亡者三分有二，伤寒者十居其七。感往昔之沦丧，伤横夭之莫救，乃勤求古训，博采众方（嵌注：撰用《素问》《九卷》《八十一难》《阴阳大论》《胎胪药录》并《平脉辨证》）为《伤寒卒病论》。虽未能尽愈诸病，庶可以见病知源。若能寻余所集，思过半矣。（康平本·原文）

夫天布五行，以运万类；人禀五常，以有五脏；经络府俞，阴阳会通；玄冥幽微，变化难极。自非才高识妙，岂能探其理致哉！上古有神农、黄帝、岐伯、伯高、雷公、少俞、少师、仲文，中世有长桑、扁鹊，汉有公乘阳庆及仓公，下次以往，未之闻也。观今之医，不念思求经旨，以演其所知；各承家技，终始顺旧；省疾问病，务在口给，相对斯须，便处汤药。按寸不及尺，握手不及足；人迎趺阳，三部不参；动数发息，不满五十。短期未知决诊，九候曾无仿佛；明堂阙庭，尽不见察，所谓窥管而已。夫欲视死别生，实为难矣！孔子云：生而知之者上，学则亚之。多闻博识，知之次也。余宿尚方术，请事斯语。（康平本·追文）

本篇一般认为是张仲景原序。这里讨论几个问题。

第一，关于本书书名。

本书书名，宋本作“伤寒卒病论集”；康平本则作“伤寒卒病论”，而“集”字连“论曰”，作“集论曰”，为序言正文起始处之后人傍注。

对照正文，宋本有“为《伤寒杂病论》合十六卷”一语，显然与宋本之书名“伤寒卒病论集”不相吻合；康平本则作“为《伤寒卒病论》”，与其书名“伤寒卒病论”一致，故当以康平本为是。

至于书名中的“卒”字，自古以来就有人认为是讹字。如钱超尘先生引宋·郭雍《伤寒补亡论》卷一《伤寒名例十问》的观点：“问曰：伤寒何以谓之卒病？雍曰：无是说也。仲景叙论曰‘为《伤寒杂病论》合十六卷’，而标其目者误书为‘卒病’，后学因之，乃谓‘六七日生死人，故谓之卒病’，此说非也。”郭氏认为古代抄书之人因为“怠惰”，“于字划多省偏旁”，俗写而复讹之，导致“杂”变为“卒”。钱先生以为郭说甚是，“可以纠正‘卒病’种种臆想误说”。[①]日本一流学者丹波元简、山田正珍、森立之、喜多村直宽、柳田子和等均以“卒”为“杂”之误，而以“杂病论”为相当于现在的《金匮要略》，认为《伤寒杂病论》是一并论述伤寒与杂病的书籍。[②]

但大塚敬节先生不认同这样的观点，他举出其友人山本成一郎的解释：“卒是引卒的卒，似为统率的意思。提倡……由伤寒的大将所统率的一群疾病之意。”后他又研读了藤堂明保所著《汉字语源研究》一书，证明山本成一郎的解释是正确的。因此“所谓‘伤寒卒病论’，就是将伤寒的疾病所统率的如同杂卒之中风和其他一群的疾病，整理成次序井然并妥为排列以利诊断和治疗的书籍。如此看来，则‘伤寒杂病论’的‘杂’字，便可解释为如同杂卒的疾病的意思。是则‘伤寒卒病论’与‘伤寒杂病论’不是同样的吗？不过到了后世，因把《金匮要略》

---

①《伤寒论校注》（中医古籍整理丛书重刊本）280页。

② 参考大塚敬节《伤寒论解说》（吴家镜译，台湾大众书局出版）36页。

称为‘杂病论’之后，不知道‘卒’字的意义罢了”。[①]

至于“集论”，恐为一部已佚之书。大塚敬节先生亦有这样的猜测。[②]

第二，“撰用《素问》《九卷》《八十一难》《阴阳大论》《胎胪药录》并《平脉辨证》”这二十三字在康平本中为嵌注；“夫天布五行”以下一段文字则为追文。

民国时期，杨绍伊先生即已指出：

“仲景序中‘撰用《素问》《九卷》《八十一难》《阴阳大论》《胎胪药录》并《平脉辨证》’五句，与‘若能寻余所集，思过半矣’，至‘夫欲视死别生，实为难矣’一节，悉出其（邢斌按，指王叔和）撰次。知者以此篇序文，读其前半，韵虽不高而清，调虽不古而雅，非骈非散，的是建安。‘天布五行’与‘省疾问病’二段，则笔调句律，节款声响，均属晋音。试以《伤寒例》中辞句，滴血验之，即知其是一家骨肉。更证以《千金方》序文中引‘当今居世之士，曾不留神医药’至‘彼何荣势之云哉’一节，称‘张仲景曰’。而绪论中引‘天布五行，以运万类’至‘夫欲视死别生，实为难矣’一节，不称‘张仲景曰’，即知其语，非出自仲景之口。再以文律格之，‘勤求古训，博采众方’，在文法中为浑说；‘撰用《素问》《九卷》’等五句，在文法中为详举。凡浑说者不详举，详举者不浑说。原文当是：‘感往昔之沦丧，伤横夭之莫救，乃勤求古训，博采众方，为《伤寒杂病论》合十六卷。’此本辞自足而体且简。若欲详举，

① 大塚敬节《伤寒论解说》38 ～ 39 页。

② 大塚敬节《伤寒论解说》36 页。

则当云：'感往昔之沦丧，伤横夭之莫救，乃撰用《素问》《九卷》《八十一难》《阴阳大论》《胎胪药录》并《平脉辨证》，为《伤寒杂病论》合十六卷。' 不当浑说后，又详举也。"[①]

杨氏之观点，以康平本验之，大体一致，稍有不同，而这不同并非原则性的差别。其论证，则合情合理。于此又可知，即使无康平本，人们也能发现《伤寒论》文本中的问题，只是需要深厚的文献学功底。

第三，张仲景与《伤寒论》的关系。

仲景在序中说得很清楚："余宗族素多，向余二百，建安纪年以来，犹未十稔，其死亡者三分有二，伤寒者十居其七。感往昔之沦丧，伤横夭之莫救，乃勤求古训，博采众方（嵌注：撰用《素问》《九卷》《八十一难》《阴阳大论》《胎胪药录》并《平脉辨证》）为《伤寒卒病论》。虽未能尽愈诸病，庶可以见病知源。若能寻余所集，思过半矣。"

故《伤寒论》是仲景"勤求古训，博采众方"编成的，也就是笔者在本书《几点说明》中所说的：张仲景不是《伤寒论》的"原始作者"，而是使《伤寒论》呈现出目前通行本面貌的"后期作者（或曰后期编者）"之一。

"撰用《素问》《九卷》《八十一难》《阴阳大论》《胎胪药录》并《平脉辨证》"这一嵌注反映出什么问题来？

一是仲景搜集到原始《伤寒论》文本后，还掺入了其他学派的内容，那就是《素问》《九卷》等古医书的内容。

---

①《伊尹汤液经》，杨绍伊辑复。卷首"考次汤液经序"是杨氏论著。见《解读〈伊尹汤液经〉》，冯世纶主编，学苑出版社 2009 年出版，70～71 页。

二是谁那么了解仲景，知道仲景撰用了《素问》《九卷》等古医书的内容？我以为，恐怕只能是与仲景弟子卫汛交厚，或许本就是仲景弟子的王叔和。

第四，仲景在编集《伤寒卒病论》之前，或更早，在其宗族遭遇伤寒之前，其医术如何？

我的看法是，他早已具有高明医术，但他掌握的这套医术可能主要还属扁鹊一系，而这套医术治伤寒无效。

为什么这么说？

众所周知，仲景曾遇王仲宣，断言其后当眉落，而后果眉落。此事有三个版本，分别见于《太平御览》卷七百二十二“方术部”、卷七百三十九“疾病部”和皇甫谧《针灸甲乙经·序》。

仲景这一事迹的记载为我们提供了一个重要时间信息。据史书记载，王仲宣卒于建安二十二年（217），而他在二十或三十年前遇仲景（三个版本所述有差异），故可推知两人相遇最晚也必发生在建安二年（197），甚至更早十年。换言之，此时的仲景已具备高明的医术。

而《伤寒论》原序中说“余宗族素多，向余二百，建安纪年以来，犹未十稔，其死亡者三分有二，伤寒者十居其七”。故《伤寒论》编成时间大约是在建安十年之前一两年左右，或更晚些。那就是说，仲景早在《伤寒论》编成前六七年，甚至十六七年前便已具备高明的医术。但他原有的高明医术却不敌伤寒，这说明他此后“勤求古训，博采众方”的是新医术，或者说是别家的医术。

我说仲景原有医术属扁鹊一系，论据有这样几条：

首先，从《史记·扁鹊仓公列传》看，扁鹊擅长切脉望色针砭之法；从《脉经》看，卷五收录了《扁鹊阴阳脉法》《扁鹊脉法》《扁鹊华佗察声色要诀》《扁鹊诊诸反逆死脉要诀》。故扁鹊是擅长切脉、望色的。而仲景诊断王仲宣依靠的便是望色。在《脉经》卷五，除却上述四文，便是《张仲景论脉》。卷三有的内容标明是新撰的，有的标明取自《四时经》，有的则标明取自《素问》、《针经》、张仲景。再看叔和，他与仲景颇有渊源，甚至可能就是仲景弟子，他编撰了《脉经》一书。这些都说明仲景是脉学家。以此视仲景，则仲景颇似扁鹊。

其次，《伤寒论》自序开首便是“余每览越人入虢之诊，望齐侯之色，未尝不慨然叹其才秀也”，足见扁鹊在仲景心目中的地位。

再次，仲景弟子卫汛撰《四逆三部厥经》《妇人胎藏经》和《小儿颅囟方》三卷，学者推测今存世之《颅囟经》即卫汛《小儿颅囟方》，这是卫汛存世的唯一著作。此外，《千金要方》卷二十六“食治”与《千金翼方》卷十二“养性”各有卫汛一段佚文，巧的是两段硕果仅存的文字均称引自扁鹊。

综合上述材料，我揣测仲景原有的医术应为扁鹊一系。

可是，切脉、望色、针砭之术在伤寒面前败下阵来。建安纪年以来，不到十年，仲景宗族因伤寒死亡近半。这促使仲景“勤求古训，博采众方”，搜集到了《伤寒论》的“原始文本”，而这些方法应对伤寒确实颇有效验。故在“原始文本”基础上，仲景根据其旧学（传自《素问》《九卷》等古书）和他本人的理解和经验，编写完成了《伤寒卒病论》。

或问，笔者既然推测仲景旧学是扁鹊一系，为何他撰用的首先是《素问》《九卷》(即《灵枢》)，却并不提扁鹊一系的古书？要说清楚这个问题会颇费笔墨，我这里简单说几句：所谓《黄帝内经》，包括《素问》与《灵枢》，这好像已是一种公认的说法，但其实这种说法是错误的，已被证明并不符合史实。据考证，真正的《黄帝内经》，即《汉书·艺文志》记载的《黄帝内经》，成书于西汉，已佚。而《素问》《灵枢》则是东汉问世的两本书，其篇幅远远超过《汉志》中的《黄帝内经》，可能已囊括了《黄帝内经》《扁鹊内经》在内的多部医经的内容。[①]所以，说仲景撰用《素问》《九卷》，其实已包括了扁鹊医派的医著。

又，仲景既然本就医术高明，何以在伤寒面前败下阵来？其实这充分说明学医之难，且绝无捷径，医是要一点一滴地学的，真正高明的医家一定是个杂家。疾病有普遍规律，还有特殊规律，普遍规律代替不了特殊规律。仲景学扁鹊一系医术虽已经很高明，但不代表他能治好天底下所有的病，他对伤寒这类疫病没有师承经验，没能掌握规律，那他完全可能就是治不好伤寒。而他想取得疗效，要么去学习擅长治伤寒的医派或医家的成熟经验，要么就是花费更多的时间去实践、摸索，也许最终能探索出有效的治疗方法来，但也可能终其一生也战胜不了伤寒。

事实上，我们已知道，旧学扁鹊医术的仲景在遭遇伤寒碰壁后，采取的是“勤求古训，博采众方”的策略，因此编成了

① 参考廖育群《重构秦汉医学图像》(上海交通大学出版社2012年出版)、曹东义《神医扁鹊之谜》(中国中医药出版社1996年出版)。

《伤寒卒病论》。

第五，以张仲景与王叔和为时间节点，对“原始文本”与“后期文本”的概念细化。

写到这里，不妨以张仲景与王叔和为时间节点，对《几点说明》中提出的“原始文本”与“后期文本”这一对模糊概念稍微做一点细化。

（1）仲景以前文本：这就是前面提到的原始《伤寒论》文本，但所谓“原始”，只是相对而言的，绝不可能是最原始的。可以想见，张仲景拿到手里的原始本子，一定也是经历了很多“附益”的，但估计多数还是这个学派内部的“附益”。而且我想仲景所搜集到的，未必只是一个本子，而可能同时搜集到了多个本子，故“博采众方”中应有此一层含义在。至于这个“原始文本”，当时必不叫“伤寒论”，按杨绍伊先生的看法，就是商代伊尹的《汤液经》。但我认为这一观点恐怕未必正确。杨氏既然认为《伤寒论》中包括《汤液经》原文、仲景论广、仲景遗论，并据此辑复了《汤液经》，其工作本身其实已经证明了古书多由“附益”而成，那么比《伤寒论》更古的古书《汤液经》又怎么可能是商代伊尹一个人著述完成的呢？这显然不符合古书通例。

（2）仲景《伤寒卒病论》：这个本子与“仲景以前文本”的差异在于，撰用了《素问》《九卷》等的内容，并增加了仲景本人的看法。

（3）王叔和撰次本：前已提及，王叔和与仲景弟子卫汎交厚，甚或本就是仲景弟子。而众所周知，是叔和在仲景身后整理了《伤寒论》。我在前文还曾推断，“撰用《素问》《九卷》

《八十一难》《阴阳大论》《胎胪药录》并《平脉辨证》”这一嵌注很可能就出自叔和。这说明，王叔和撰次本与仲景《伤寒卒病论》的差别在于，前者增入了叔和的注解或看法。此外，在编排体例上也可能发生了变化，还可能补充了仲景的遗论。

钱超尘先生曾认为宋本《伤寒论》中卷七、卷八、卷九、卷十“可”与“不可”的内容，是王叔和在整理《伤寒论》时根据“可”与“不可”的原则将“三阴三阳”内容重新改编、排列而成，并附在“三阴三阳”之后的。

但后来，钱先生又认为，“可”与“不可”才是《伤寒论》最初始的面貌，而“三阴三阳”是叔和第二次编次仲景遗文时所为。详细的说明，这里不作介绍。显然，钱先生是以新说代替了旧论。然我以为，旧论似也有其合理之处，而新说却也有破绽。我对这一问题尚无透彻的思考，因此这里也不做展开。提及这一问题的目的，只是要说明叔和对仲景的文本进行过改编。

再说补充仲景遗论，如《伤寒例》中有“今搜采仲景旧论，录其症候、诊脉声色、对病真方有神验者，拟防世急者也”之语，即是明证。

（4）王叔和以后、宋以前的《伤寒论》传本：前述“仲景以前文本”、仲景《伤寒卒病论》、王叔和撰次本，都是历史上必定存在，但目前又都无法看到的文献，欲知庐山真面目，只有等待未来的考古发现。而所谓叔和以后、宋以前传本，就是本书自序中介绍的《金匮玉函经》、唐本、淳化本、敦煌残卷本、康治本、康平本等传本。这些传本是我们现在能够读到的本子。

这些传本，有的或更接近王叔和撰次本，如康平本；有的或在此撰次本基础上更多“附益”。这里举《金匮玉函经》，对“附益”现象再做说明。

《金匮玉函经》，与《伤寒论》同体而别名，一般认为是由王叔和编集撰次的。但该书第一篇《证治总例》中有一些佛教语汇如“地水火风”“四百四病”“六识”等，钱超尘先生考证了它们的出处与译出时间，由此考出此文编写时代上限为东晋义熙二年（406）。显然此文不出自叔和，而只能是《玉函经》在流传过程中，由南朝医师“附益”而来。

正因为《证治总例》中有佛教语汇，读者一望而知其必不出于仲景、叔和，而定来自后人的羼杂。如果把这看成“作伪”的话，这么明显的“作伪”，“作伪”者本人难道不知道吗？只能说明这绝非“作伪”，羼杂者“附益”此文，在当时是非常正常的现象。六朝人如此看待“附益”，早于六朝的叔和，早于王叔和的仲景，早于仲景的那些传承“原始文本”的无名医家岂不更如此看待“附益”？故知《伤寒论》中“附益”必不在少数，只是不如《证治总例》那样容易被发现而已！

第一章

太阳病上

辨太阳病脉症并治上第五（宋本）
辨大阳病（康平本）

太阳之为病，脉浮，头项强痛而恶寒。（宋本第1条）

大阳之为病，脉浮，头项强痛而恶寒。（康平本第1条·原文）

“太阳（康平本作‘大阳’，‘大’同‘太’，按习惯仍用‘太阳’，下同）”为何物？是不是经络？

山田正珍《伤寒论集成》云：

“太阳指表而言，盖伤寒以六经言之，古来医家相传之说，不可遽易者也。夫人之常情，每信于其所习见，而疑于其所未尝习见者。故仲景氏亦不得已而袭其旧名，实则非经络之谓也，借此配表里脉证已，故论中无一及经络者。可见此书以六经立名，犹数家者流以甲乙为记号，注家不察，解以灵素经络之说，可谓不解事矣。”

山田氏用人之常情来解释仲景何以沿袭六经之名①，他说“论中无一及经络者”，据此来证明六经“非经络之谓也”。然而论中并非无一及经络者，而是间或有涉经络者。

① 山田氏亦认为张仲景是《伤寒论》的作者，而实际上张仲景只是《伤寒论》的“后期作者”。以后所引诸书，一般都将张仲景看作《伤寒论》作者，故每言仲景如何，我将不再一一标明其误。

相比而言，丹波元坚提出类似观点，但表达得更清晰一些，阐述得更客观一些。其《伤寒论述义·附答问》云：

“脏腑经络，仲景岂敢摒却，唯全经大旨，在于彼不在于此尔。盖仲景假之《内经》，以为标识，而各自有义矣。阴阳者，数之可千，推之可万，故《内经》以分表里，而仲景则为寒热之名。如太阳，在《内经》则为邪初伤表者，故仲景假之以为表热之名。少阳为表之最深者，故假之以为半表半里之名。阳明为胃经，故假之以为里热之名。太阴为脾经，故以为里寒之名。少阴肾经，为阴中之阴，而肾主液，故以为虚寒而液脱之名。厥阴为阴之所尽，物极则变，故以为寒热相错之名。”

丹波氏认为六经（即“三阴三阳”）并非脏腑经络，而是借《内经》的名义，以表达病性（即寒热）与病位（即表里）。

但他也承认，《伤寒论》中确有“阳明居中，主土也”“脾家实，腐秽当去故也”“以下焦虚有寒，不能制水”之类似与脏腑有关的语句，但丹波氏认为这“不过故假其名，以示病位病情也”；《伤寒论》中亦有“太阳病头痛至七日以上自愈者，以行其经尽故也”“太阳病过经”“到经不解”“以太阳随经瘀热在里故也”之类似与经络有关的语句，但“仅仅数章……活看之可也”。①

陆渊雷《伤寒论今释》云：“太阳阳明等六经之名，其源甚古，而其意义所指，递有不同。最初盖指经络，六经各分手

①《伤寒论述义》，丹波元坚著，列入陈存仁编校的《皇汉医学丛书》中。丹波氏所举，在康平本或为追文、准原文，或为嵌注、傍注。其实山田氏所谓“论中无一及经络者”，应改为“原文中无一及经络者”方妥。

足为十二，为针灸家所宗，《灵枢》《甲乙》诸书，及《素问》中大部是也；其次指气化，即太阳寒水、阳明燥金等，为司天在泉运气家所宗，王冰附入《素问》之天元纪等大论是也；最后则指热病之症候群，为汤液家所宗，《伤寒论》及《素问·热论》是也。……凡正气充实、抗病力强者，为阳；正气不足、抗病力弱者，为阴。病情属实热者为阳，虚寒者为阴，此本论三阳三阴之义也。《素问·热论》，则以表证为阳，里证为阴。”陆氏亦认为《伤寒论》之六经与《素问·热论》不同，也与经络、气化无关，“阴”“阳”二字表达的是寒热虚实的意思。

裘沛然教授在《瘦因吟过万山归——半个世纪从事医学的教训》一文中说，“有关六经的解释”，早年“很欣赏时贤所称的症候群，亦即六经非经络的说法”，但后“重读仲景自序并把全书反复对照论证以后，终于否定了自己过去的错误观点”。他说：

“从前认为《内经》论十二经而不论六经；《内经》中提到太阳、阳明者，多连有‘经’或‘脉’字，而在《伤寒论》中则截然不同。其实，此说不仅歪曲了《伤寒论》，对《内经》经文也是断章取义的。仲景明白声称撰用《素问》《九卷》，今观《素问·热论》所述伤寒热病，虽只巨阳、阳明、少阳，而在最后则指出‘三阳经络皆受病’；又如《素问》称太阳为开，阳明为阖，少阳为枢等经文，似乎不涉经脉，但最后仍点明‘三经者不得相失也。’又如太阴根于隐白，少阴根于涌泉，厥阴根于大敦等文字，如不作经络解，其将安指！且六经之名，早见于《灵枢·百病始生篇》中，《伤寒论》中称太阳病、阳明病、少阳病而略去经字，原同《内经》一样是一种简笔。如果《伤寒论》太阳、阳明病等不是指经络，则书中太阳病欲作再经者，‘针足阳明，使经不传则愈’这段文字，将作何种曲解？‘灸少阴七壮’，试问在症候群上灸在何处？！《伤寒论》中传经、动经、随经、过经、经脉动惕、行其经尽、刺风府风池、刺大椎肺俞肝俞、刺期门等论述经络腧穴的条文是如此明晓，我过去未曾细绎原书文字，只凭臆测耳食，妄谓六经非经络，至今思之，惭愧何及。”（《壶天散墨——裘沛然医论集》）

刘渡舟教授等在《伤寒挈要》中认为，《伤寒论》的六经是继承了《素问·热论》的六经，而有其脏腑经络的客观存在，离开“中医的传统经络学说去解释六经是值得商榷的”，从而反对丹波元坚等学者把“六经为病归纳成六类证候”的观点。

在《名老中医之路》中收录刘渡舟教授《学习中医的点滴体会》一文。该文亦对“六经是否与经络有关”这一问题进行了讨论，刘氏通过自己在农村用针刺大椎、风池、风府发汗解表治疗外感风寒的案例，来说明太阳是膀胱与经络的概括，而不是一个空洞的名词。

此外，刘氏尚著《“六经”析疑》一文，亦持类似观点，唯论证不同。

首先，他认为《素问·热论》与《伤寒论》年代接近，“后者受前者影响之深也自在言外”，且“《热论》的六经分证方法，在当时仍居于权威地位，而经络学说尤为当时医家所推崇，那么张仲景为何无故而摒弃经络于不用？这是令人费解的。”何况“张仲景也承认他撰用了《素问》《九卷》《八十一难》《阴阳大论》等书以为借鉴”而完成《伤寒论》。

其次，刘氏根据《伤寒例》“尺寸俱浮者，太阳受病也……其脉连风府，故头项痛，腰脊强”等语，认为六经为经络，何况仲景自序亦说“经络府俞，阴阳会通，玄冥幽微，变化难及，自非才高识妙，岂能探其理致哉！”刘氏说，有人认为“《伤寒论》经王叔和之撰次，已失其真，而《伤寒例》乃王氏托名仲景旧论，而塞进了自己的经络之说”，这种认识是错误的。他认为“叔和距仲景年代甚近，故考核遗文，采摭群言，甚得仲景之旨”。《伤寒例》“本为仲景之旧论，而实宗于《内经》之旨”。(《刘渡舟伤寒临证指要》)

裘氏与刘氏均为我深深佩服的前辈，我曾从两位老先生的著作中获益良多。然而，这里不得不对他们的观点做出批驳。

我认为，《素问·热论》中论及的巨阳、阳明、少阳、太阴、少阴、厥阴都是经络。此篇主旨是讲寒邪侵犯人体，六经依次受邪的情况，这里又有是否两感于寒的不同。不难发现，这种六经依次受邪的情况与临床实际并不相符，而且与《伤寒论》的太阳、阳明、少阳、太阴、少阴、厥阴六病以及“传变”也不相符。所以，说《伤寒论》继承了《素问·热论》是不妥的，即使说《伤寒论》在继承《素问·热论》的基础上有所发展，也是不妥的，因为两者完全是两码事，只是使用了一些相同的名词而已。因此，说《素问·热论》的巨阳、阳明、少阳、太阴、少阴、厥阴是经络，而《伤寒论》继承了《素问·热论》，所以《伤寒论》的太阳、阳明、少阳、太阴、少阴、厥阴也是经络，这是错误的。

而裘氏、刘氏用仲景自序中自陈撰用《素问》《九卷》等古籍作为《伤寒论》继承《素问·热论》的证据也是站不住脚的。

这在前文已做讨论，这里不赘。

至于医学的传承，我们应该考虑到早期医学的发展未必是单线条的，而很可能是多元的，最后慢慢融合。因此，尽管《伤寒论》与《素问·热论》的年代接近，《伤寒论》与《内经》都免不了留有那个时代的印记，会有一些看似相同的东西，但是《伤寒论》“仲景以前文本”与《内经》很可能分属不同的医学流派，故两者的差异其实是显著的。

接下来的疑问是，那为何《伤寒论》(《伤寒例》)中确实有经络、腧穴的内容呢?

首先，如果我们看康平本则可以发现，《伤寒论》中涉及脏腑经络的文字绝大多数都不是原文，或为准原文，或为追文，或为嵌注、傍注。也就是说，《伤寒论》正文剔除了那些准原文、追文、嵌注、傍注，还是比较纯粹的，故裘氏、刘氏的证据不足为训，其失在未能考虑到《伤寒论》的文本本身可能是不纯粹的。

至于《伤寒例》，里面确有与经络有关的内容。关于此文的作者，究竟是仲景还是叔和，学术界尚有争议。其实不论此文为仲景所作，还是叔和所作，都属“附益”，只不过是“附益”的人不同而已。退一步讲，即便我们不能明确此文的作者，但我们阅读《伤寒例》，不难发现其文气与《伤寒论》正文中多数条文的差异是非常显著的。而在康平本《伤寒论》中，《伤寒例》或为准原文，或为追文，皆非原文。故不能因《伤寒例》中有有关经络的内容而认为太阳、阳明、少阳、太阴、少阴、厥阴也是经络。

那么，又该如何看待针刺大椎、风池、风府等能治疗太阳病呢？我觉得可以从“原义”“真义”两个层面来讨论。

从“原义”层面看：针刺大椎、风府、风池等方法，在康平本或为追文，或为傍注，即均非原文，也就是说，这不是《伤寒论》“原始文本”固有的东西。因此，不管临床上针刺之法有效还是无效，都不能用来证明或否定太阳、阳明、少阳、太阴、少阴、厥阴是不是经络。

从“真义”层面看：刘氏其实提出了一个很好的方法，就是用针灸治伤寒的实际效果，来证明太阳、阳明、少阳、太阴、少阴、厥阴到底是不是经络，但请读者注意，这只能证明“真义”，而不能证明“原义”。

但是，刘氏把一个针刺大椎、风府、风池治疗外感风寒证有效案例作为证据，是不合逻辑的。因为，大椎、风府、风池均非太阳经腧穴，唯大椎为手足三阳、督脉之会，与太阳经还算有关，但未免隔了一层。我的观点是，如果针刺太阳经腧穴确实能治太阳病，针刺阳明经腧穴确实能治阳明病，针刺少阳经腧穴确实能治少阳病，针刺太阴经腧穴确实能治太阴病，针刺少阴经腧穴确实能治少阴病，针刺厥阴经腧穴确实能治厥阴病，如此全部确凿无疑，这样方能说明六经的本质确为经络，这样的证明才符合逻辑。

说到这里，我想对“原义”和“真义”再展开说几句。

原义，是文本本身的字面含义。前文已证明，《伤寒论》正文剔除了那些准原文、追文、嵌注、傍注，几乎是没有经络腧穴内容的，故《伤寒论》“仲景以前文本”的原义是与经络无关的。而真义与原义可能一致，也可能并不相同。真义，是文本字面深处的本质含义。有时医家在讲一套理论，讲得头头是道，而完全有可能事物的本质并非如此，甚至连医家本人都未能觉察到，这时候原义与真义并非一回事。研究者的任务，既要还医家的原义，还要循名责实，探解真义。

回到《伤寒论》，我认为“仲景以前文本”的原义虽与经络无关，但真义则不一定。刘氏本想通过临床事实来进行论证，但仅仅一个医案，而且只是一经的个案，这是远远不能说明问题的。真想要证明六经与经络相关，那就得按我之前提出的思路来进行论证。①

最后，我想把我的观点总结和补充一下：尽管把《伤寒论》看成是对《素问·热论》的继承，因此认为太阳、阳明、少阳、太阴、少阴、厥阴也是经络，这是错误的，《伤寒论》的确极少涉及经络，但是太阳、阳明、少阳、太阴、少阴、厥阴未必就跟经络全然无关。我有这样一个假想，这个假想基于每个人都会有的体验。每个人都感冒过，应该都会有恶寒、颈项强痛、腰腿疼痛等体验。“仲景以前文本”虽以中药方剂来治病，但其作者们却未必不懂针灸经络，因此把恶寒、颈项强痛、腰腿疼痛视为太阳经受寒邪侵犯，应属人之常情。或许最初的外感热病理论，就是在此基础上酝酿起来的。所以我说，太阳、阳明、少阳、太阴、少阴、厥阴未必就跟经络全然无关。然而“原始作者”们作为以方剂为治病工具的临床家，的确并无意于构建针灸的理论体系，所以从“原义”角度看，太阳、阳明、少阳、

① 2012年春夏以来，我重新研究针灸并颇有所得，创造了一套新的针灸方法，以非常简单的手掌取穴而可以治疗非常多的病症，且多获立竿见影之效，其中也包括外感热病。只是外感病的病例尚不多，且不全面，故不作为确凿的证据而在本书中介绍。以后会把自己的针灸心得撰写专书，奉献于读者。

太阴、少阴、厥阴只能是六类病症的代名词，而不是后人所谓的六经病。

太阳病，发热，汗出，恶风，脉缓者，名为中风。（宋本第2条）

大阳病，发热，汗出，恶风，脉缓者，名为中风。（康平本第2条·原文）

本条论述太阳中风之脉症。需注意的是，勿为“恶风”二字印定眼目。通读《伤寒论》可知，太阳中风，可恶风，也可恶寒。

太阳病，或已发热，或未发热，必恶寒，体痛，呕逆，脉阴阳俱紧者，名为伤寒。（宋本第3条）

大阳病，或已发热，或未发热，必恶寒，体痛，呕逆，脉阴阳俱紧者，名曰伤寒。（康平本第3条·原文）

本条论述太阳伤寒之脉症。“或已发热，或未发热”一语是非常符合临床实际的，提示我们对外感热病要动态地观察病情。

对中风与伤寒两个病名，不能持机械的观点。一名“中风”，一名“伤寒”，显然这两个病名说的都是病因，这在最初确定病名时应该是这样的想法，然绝不可拘泥，认为中风证只是受风邪侵袭，伤寒证只是受寒邪侵袭，进而去推导中风证、伤寒证该有哪些症状。这完全是本末倒置。

事实上，《伤寒论》只是发现了太阳病的两大类型而已，在第2条、第3条中给出了主要脉症，并拟定了病名。两大类型，脉症为事实，为本；病名只是一个附加物，为末，不可颠倒本末。

还要注意的是，第2条、第3条的脉症，只是主要脉症，以后还会陆续补充。这也说明，中医辨证不是绝对、纯粹的，而是有多种可能性的。

当然，再进一步说，这只是两大类型而已，临床中还会有其他类型，以及更多的不那么典型者。

伤寒一日，太阳受之，脉若静者，为不传；颇欲吐，若躁烦，脉数急者，为传也。（宋本第4条）

伤寒一日，太阳受之，脉若静者，为不传；颇欲吐，若躁烦，脉数急者，为传也。（康平本第4条·追文）

伤寒二三日，阳明、少阳证不见者，为不传也。（宋本第5条）

伤寒二三日，阳明、少阳证不见者，为不传也。（康平本第5条·追文）

这两条文字，在康平本均为追文。如果对照《素问·热论》之语“伤寒一日，巨阳受之……二日阳明受之……三日少阳受之……”，不难发现其渊源。这样的条文在整个《伤寒论》正文中也是不怎么协调的。

昔日本刘栋、中西惟忠诸贤，在未睹康平本《伤寒论》的情况下，即断此两条为后人之言，其治学功力之深，令人叹服！[①]

以下中西惟忠语，转引自山田正珍《伤寒论集成》：

“凡疾疢之于浅深缓急也，莫不脉症之尽也。然又日之多少，或为之转机，则日数何不举也？所以系之以日数也。虽则系之以日数乎，亦唯概举以为法焉尔。乃其不曰一日二日三日，而曰一二日二三日者，岂非概举乎？又有不曰一二日二三日，而曰一日二日三日者，如曰‘一日太阳受之’云云，‘二三日阳明、少阳证不见’云云，‘发于阳者七日愈，发于阴者六日愈’云云是也。虽均之以日数乎，与其取之于概，曰一二日二三日，自不同也。乃必之于此，曰一日二日三日者，概取诸《素问》也。《素问》之于说，一日太阳受之，经各一日，至厥阴凡六日。此不取之于概，而必于此者也。必于此者，推之于理者也。推之于理者，施于事者必差。仲景氏之于论，皆施于事者也。奈何从夫理之为？而今及于此者，盖后人谬窥仲景氏所论之似乎《素问》之说，取以自补者，遂传于今耶。亦不可不择矣。故今以乎概者为正，如其必于此者则舍旃。”

陆渊雷《伤寒论今释》云：

“此两条论传与不传，刘栋、中西惟忠、山田诸君，皆以为后人之言，非仲景所论。今审之，乃素问家言，岂自序所谓

① 日本刘栋、中西惟忠、山田正珍诸贤及我国陆渊雷先生，均已认识到《伤寒论》中有原文，还有后人追文混入，只是他们仍把原文看作张仲景所为。

撰用《素问》者耶。传者传经，谓证候群之变换，亦即病之进行也。此处伤寒，包括中风而言，亦是广义的伤寒，下文依此类推。欲知何谓传经，当先知伤寒六经之大略。六经者，太阳、阳明、少阳、太阴、少阴、厥阴也。发热而恶寒者，无论有汗无汗，皆为太阳病；寒热往来如疟者，为少阳病；发热汗出，不恶寒，反恶热者，为阳明病；心脏衰弱，抗病力不足者，为少阴病；吐利之属于虚寒者，为太阴病；发热若干日，厥冷若干日，或消渴，或吐蛔，或下利者，为厥阴病，此六经病状之大略也。发热恶寒之太阳病，六七日后，变为寒热往来，则恶寒时热不壮，热壮时不恶寒，是谓太阳传于少阳；又过若干日，则不复恶寒而反恶热，是谓少阳传于阳明，此三阳经相传之大略也。然有太阳径传阳明，而不经过少阳者。又有两经三经之证同时俱见者，有后一经之证已见，而前一经之证未罢者，旧说相沿，谓之合病并病。至于三阴经，则太阴传少阴，少阴传厥阴。亦有始病即为少阴者，即所谓少阴直中。其由阳证误治失治而传阴者，则太阳传太阴少阴，少阳三阴俱可传，阳明传厥阴。此就本论文字，参以临床实验而言。”

又云：

“一日太阳，二日阳明，三日少阳，乃《素问·热论》之传变法。脉静者，病轻而脉不变，可以不药自愈，故为不传。若躁烦之若字，作或字解。欲吐为本论之少阳证，躁烦为本论之阳明证，见少阳阳明证者为传。脉数急，对不传者之静而言，意即谓不静。此中前一条，糅合热论、本论两家之言，盖《伤寒论》之驳文也，后一条为纯粹热论家言。热论与本论不同，约之得三端。热论一日传一经，六日遍六经，周而复始，故七日复为太阳。本论则六七日传一经，一再传后，或愈或死，绝不周环，异一也。热论太阳传阳明，阳明传少阳，绝无例外。本论则太阳传少阳，少阳传阳明，有太阳径传阳明者，绝无阳明反传少阳者，异二也。热论之三阳经，在本论皆为太阳证，其三阴经，在本论皆为阳明承气汤证，而本论之少阳与三阴，为热论所不言，异三也。热论所说传变之型，不特异于本论，亦为临床所不见。注家不知辨析，而以《素问》释《伤寒》，以《伤寒》释《素问》，及其难通，则作回曲附会之词以强通之。总之，但求贯通二书，不顾临床事实，致令后之学者，读书治病，截然分为两事。……至于《医宗金鉴》、张志聪《伤寒集注》诸书，以为伤寒传变，真如热论之次，其误固不待言，而三百年竟无一人直揭其谬，中医学之发展，能不受其影响？”

陆氏承日本汉方家之见解而详为论述，值得一读。唯认为“此处伤寒，包括中风而言，亦是广义的伤寒”，这固然不错，但不若说“此处伤寒，是因袭《素问·热论》原文”更为清楚明白。

太阳病，发热而渴，不恶寒者，为温病。若发汗已，身灼热者，名风温。风温为病，脉阴阳俱浮，自汗出，身重，多眠睡，鼻息必鼾，语言难出。若被下者，小便不利，直视失溲，若被火者，微发黄色，剧则如惊痫，时瘛疭，若火熏之。一逆尚引日，再逆促命期。（宋本第6条）

太阳病，发热而渴，不恶寒者，为温病。（康平本第6

条·原文）

若发汗已，身灼热者，名风温。（康平本第7条·准原文）

风温为病，脉阴阳俱浮，自汗出，身重，多眠睡，鼻息必鼾，语言难出。（康平本第8条·原文）

若被下者，小便不利，直视失溲，若被火者，微发黄色，剧则如惊痫，时瘛疭，若火熏之。一逆尚引日，再逆促命期。（康平本第9条·准原文）

宋本第6条，与康平本第6至9条相应。康平本第6、第8条为原文，第7、第9条为准原文。

读宋本及康平本的相应条文，有这样的疑惑：

第一，太阳温病的主要脉症是“发热而渴，不恶寒”，与第1条“太阳之为病，脉浮，头项强痛而恶寒”相矛盾。

第二，太阳病有伤寒、中风、温病，何以伤寒、中风皆出方药，独独温病不出方药。

这两个疑问，将在以后的相关条文中解读。

病有发热恶寒者，发于阳也；无热恶寒者，发于阴也。发于阳，七日愈；发于阴，六日愈。以阳数七，阴数六故也。（宋本第7条）

病有发热恶寒者，发于阳也；无热恶寒者，发于阴也。发于阳者，七日愈；发于阴者，六日愈。以阳数七，阴数六故也。（康平本第10条·追文）

山田正珍《伤寒论集成》云:“此条三阴三阳大纲领，寒热虚实之原本，不可不明也。但其‘发于阳，七日愈’以下，王叔和所补，今不取也。”实则本条在康平本为追文，并非原文。

太阳病，头痛至七日以上自愈者，以行其经尽故也。若欲作再经者，针足阳明，使经不传则愈。(宋本第8条)

大阳病，头痛至七日以上自愈者，以行其经尽故也。若欲作再经者，针足阳明，使经不传则愈。(康平本第11条·追文)

柯韵伯《伤寒来苏集·伤寒论注》云:

“旧说伤寒日传一经，六日至厥阴，七日再传太阳，八日再传阳明，谓之再经。自此说行，而仲景之堂，无门可入矣。夫仲景未尝有日传一经之说，亦未有传至三阴而尚头痛者。曰头痛者，是未离太阳可知。曰行，则与传不同。曰其经，是指本经而非他经矣。发于阳者七日愈，是七日乃太阳一经行尽之期，不是六经传变之日。岐伯曰‘七日太阳病衰，头痛少愈’，有明证也。故不曰传足阳明，而曰欲再作经，是太阳过经不解，复病阳明而为并病也。针足阳明之交，截其传路，使邪气不得再入阳明之经，则太阳之余邪亦散，非归并阳明，使不犯少阳之谓也。

“本论传经之说，惟见于此。盖阳明经起于鼻頞，旁纳太阳之脉，故有传经之义。目疼、鼻干，是其症也。若脚挛急，便非太阳传经矣。阳明经出大指端内侧，太阳经出小指端外侧，经络不相连接。十二经脉，足传手，手传足，阳传阴，阴传阳，与伤寒之六经先阳后阴，先太后少之次第迥别。不知太阳传六经，阳明传少阳之说何据乎？细审仲景转属、转系、并病、合病诸条，传经之妄，不辨自明矣。”

柯氏反对六经为经络之说，反对传经之说，然其不知此条本非原文，故竭力解释，而又不得不承认“本论传经之说，惟见于此”。实则本条在康平本为追文，陆渊雷独具慧眼，其《伤寒论今释》云：“此条亦素问家言，非本论之旨。《热论》云：七日巨阳病衰，头痛少愈。巨阳即太阳，故此云头痛至七日以上自愈，其实即第五条不传之病。”本条既非原文，则以本条为六经为经络之证据自不能成立。

太阳病欲解时，从巳至未上。（宋本第9条）

大阳病欲解时，从巳至未上。（康平本第12条·追文）

陆渊雷《伤寒论今释》云：

“读古医书，当分别观之，不可一概盲从。凡理论合，事实亦合者，当以科学证明之。凡理论合而事实不合，或理论不合而事实合者，当存以待考。凡理论事实俱不合者，即当剪辟，毋使徒乱人意。六经病之欲解时，理论事实俱不合者也。”

愚意陆氏此论尚不惬意，治医当以事实为准绳，不合事实，即便理论圆满无缺，亦不可从。本条为后人追文，除对建立一个如《素问·热论》那样空洞的理论架构有益外，别无用处。

风家，表解而不了了者，十二日愈。（宋本第 10 条）

风家，表解而不了了者，十二日愈。（康平本第 13 条・追文）

山田正珍《伤寒论集成》引刘栋云：“上三条，后人之所记也。”读康平本可知刘氏论断之正确。

病人身大热，反欲得衣者，热在皮肤，寒在骨髓也；身大寒反不欲近衣者，寒在皮肤，热在骨髓也。（宋本第 11 条）

病人身大热，反欲得衣者，热在皮肤，寒在骨髓也；身大寒反不欲近衣者，寒在皮肤，热在骨髓也。（康平本第 14 条・准原文）

山田正珍《伤寒论集成》云：“此条不似仲景氏辞气，疑是古语，仲景氏采以录之耳。通于文辞者，自能辨之。”本条在康平本确非原文。

太阳中风，阳浮而阴弱，阳浮者，热自发，阴弱者，汗自出，啬啬恶寒，淅淅恶风，翕翕发热，鼻鸣干呕者，桂枝汤主之。方一。

桂枝三两，去皮　芍药三两　甘草二两，炙　生姜三两，切　大枣十二枚，擘

上五味，㕮咀三味，以水七升，微火煮取三升，去滓，适寒温，服一升。服已须臾，啜热稀粥一升余，以助药力，温覆

令一时许，遍身漐漐微似有汗者益佳，不可令如水流漓，病必不除。若一服汗出病差，停后服，不必尽剂。若不汗，更服依前法。又不汗，后服小促其间，半日许，令三服尽。若病重者，一日一夜服，周时观之。服一剂尽，病症犹在者，更作服。若汗不出，乃服至二三剂。禁生冷、黏滑、肉面、五辛、酒酪、臭恶等物。（宋本第 12 条）

大阳中风，脉阳浮而阴弱（傍注：阳浮者，热自发，阴弱者，汗自出），啬啬恶寒，淅淅恶风，翕翕发热，鼻鸣干呕者，桂枝汤主之。

桂枝去皮，三两　甘草炙，二两　芍药三两　生姜切，三两　大枣擘，十二枚

上五味，㕮咀三味，以水七升，微火煮取三升，去滓，适寒温，服一升。服已须臾，啜热稀粥一升余，以助药力，温覆令一时许，遍身漐漐微似有汗者益佳，不可令如水流漓，病必不除。若一服汗出病差，停后服，不必尽剂。若不汗，更服依前法。又不汗，后服小促其间，半日许，令三服尽。若病重者，一日一夜服，周时观之。

服一剂尽，病症犹在者，更作服。若汗不出，乃服至二三剂。禁生冷、黏滑、肉面、五辛、酒酪、臭恶等物。（康平本第 15 条·原文）

本条起首曰“太（大）阳中风”，后述脉症，再出方剂。不难发现，本条之脉症与宋本第 2 条（其康平本相应条文为第 2 条，系原文。以下凡提及之前的条文，为避免繁琐，不一一列

举其康平本相应条文。有时甚至省去“宋本”二字，一般情况下指的仍是宋本条文及其康平本相应条文。）不完全相同。何以如此？假如《伤寒论》是像后世那样由一个作者在一段时间内集中撰写的，那恐怕只能理解为详此略彼，或略此详彼，但若再追问何以要详此略彼，或略此详彼呢？大概很难给出一个合理的答案。实则《伤寒论》并非一个人所写。如第 2、12 条，或出于一位“原始作者”不同时期的语录；或为不同时期的“原始作者”的语录，故虽然都涉及太阳中风的脉症，但不尽相同。以后的条文颇多类似情况，不再一一分析。下面再对本条的一些具体问题进行讨论。

宋本“阳浮而阴弱”一语，历来有两种不同理解，一谓此指脉言，一谓此论病机。后一理解的依据是“阳浮而阴弱”后接“阳浮者，热自发，阴弱者，汗自出”句。

然宋本之“阳浮而阴弱，阳浮者，热自发，阴弱者，汗自出”句，在《脉经》与《千金翼方》中均作“阳浮而阴濡弱，浮者，热自发，濡弱者，汗自出”，在《金匮玉函经》作“阳浮而阴濡弱，阳浮者，热自发，濡弱者，汗自出”，在《太平圣惠方》则作“脉其阳浮而弱，浮者，热自发，弱者，汗自出”。从这些本子可知，“阳浮而阴弱”应指脉象而言。

康平本 15 条不仅明确写作“脉阳浮而阴弱”，且“阳浮者，热自发，阴弱者，汗自出”为傍注，宋本当是将傍注误作正文，至此则疑云顿消。

“脉阳浮而阴弱”，如何理解？患者当为外邪侵袭，正气起而抗邪，然正气本有不足，故呈现此阳浮而阴弱的脉象。

或患者平素既无病态，也不强壮，虽也能算阴平阳秘，可正气实在并不充裕，一旦外邪侵袭，正气聚集体表抗邪，则里有不足，故也呈现此阳浮而阴弱之脉。

现在我们回过头去看宋本第2条："太阳病，发热，汗出，恶风，脉缓者，名为中风。"何为缓脉？

缓脉一就至数而言，所谓一息四至。脉书又说，缓脉从容和缓。如此，则为平人之脉。病理性的缓脉，则近于软。因王叔和《脉经》说：缓脉"一曰浮大而软"。故《伤寒论》太阳中风之脉缓，可理解为脉浮大而软。

但王叔和又说："软脉，极软而浮细。"如此，则概念含糊不清。前一"软"字指多因素之脉，后一"软"字指单因素之脉。缓脉"一曰浮大而软"的"软"字，也指单因素之脉，若指多因素之脉，则脉形为细，与缓脉脉形为大，就自相矛盾了。

那么"软"字什么意思？王叔和说"软与弱相类"，故"软"即含有弱的意思。

因此，太阳中风之脉，第2条说是缓脉，与本条的"脉阳浮而阴弱"应该是一个意思。

以后我们还会读到宋本42条："太阳病，外证未解，脉浮弱者，当以汗解，宜桂枝汤。"（其康平本相应条文为第44条，系原文）宋本240条："病人烦热，汗出则解，又如疟状，日晡所发热者，属阳明也。脉实者，宜下之；脉浮虚者，宜发汗。下之与大承气汤，发汗宜桂枝汤。"（其康平本相应条文为第242条，系准原文）条文中的"脉浮弱""脉浮虚"与本条之"脉阳浮而阴弱"也是一个意思。

与太阳中风之脉有对比意义的是太阳伤寒之脉"阴阳俱紧"。前者软，后者紧；前者虚，后者实。

以上讨论了太阳中风的脉象与病机，接下来再讨论两个问题。

第一，太阳中风证有汗还是无汗？

一般人都认为太阳中风证有自汗一症。第3条云“汗出”，第12条云“自汗出”，接下来的第13条亦云“汗出”。然12条之“自汗出”，实非原文，而是傍注，即本条原文没有谈及汗出情况。

娄绍昆先生的《中医人生——一个老中医的经方奇缘》中介绍了仲万春老中医的观点。他认为仲景桂枝汤证在临床上存在两种类型。一是有汗的，一是无汗的，本条（剔除了“自汗出”的傍注）便是无汗的类型。有汗者，属典型的桂枝汤证；无汗者，属不典型的桂枝汤证，因症状不典型，需凭脉（见虚弱的脉象）来决定诊断。

关于桂枝汤证，有无汗的类型，仲氏的论据是：本条方后注谓“若不汗，更服依前法。又不汗，后服小促其间”。另外，第28条云：“服桂枝汤，或下之，仍头项强痛，翕翕发热，无汗，心下满，微痛，小便不利者，桂枝去桂加茯苓白术汤主之。”他认为，条文中一个“仍”字反映了桂枝汤证有无汗的症状。

我认为，仲氏之观点是颇有启发意义的，然桂枝汤方后注并不能说明什么。42条云：“太阳病，外证未解，脉浮弱者，当以汗解，宜桂枝汤。”此条明确说桂枝汤是发汗剂，但同样未谈及桂枝汤证是否有汗。所以，此条与12条之方后注作为证据是具有同等效力的。然而，这两条证据是有问题的。

因为，自汗，是一个症状，是一种现象；而不是本质，不是病机。针对自汗的治疗有两种，一是止汗，这是对症治疗；二是针对自汗的病机而进行的治疗，具体采用何种方法呢，这就要看患者所患到底是哪一种病机的自汗了。可能是补益，可能是祛邪，甚至可能是发汗。也就是说，自汗未必不能用发汗的方法治疗。反过来说，用发汗方法治疗的，未必一定是无汗者，也可能是自汗者。所以，这两条证据其实是没有说服力的。真正有可能站得住脚的，唯 28 条一条证据。

显然，孤证的可靠性是要打折扣的。但我认为，仲氏观点之启发性不容忽视。我们当在临床上仔细观察病情，实践经方，开展研究。在此基础上，我们方能正确回答桂枝汤证是否真有两种类型这一问题。

第二，桂枝汤是发汗解表剂还是补益剂？

马堪温、赵洪钧两先生的《伤寒论新解》对桂枝汤的功用曾做过专题研究。他们认为今本《伤寒论》已明言桂枝汤的功用，惜乎纷乱特甚，据其归纳，以发汗说为主。而古今伤寒论研究者对桂枝汤功用的认识主要有 4 类。

1. 强牵《内经》者，如成无已认为“桂枝汤辛甘之剂也，所以发散风邪”。略同此说的有叶天士、陈修园、陈古愚、曹炳章等。

2. 总括本论者，如柯韵伯认为桂枝汤是“仲景群方之魁，乃滋阴和阳、调和营卫、解肌发汗之总方也”。略同此说者有方有执、吴谦、张隐庵、程郊倩等。

3. 专主去风者，如许叔微、徐灵胎、周扬俊、喻嘉言、费伯雄等。徐灵胎说：“桂枝汤为驱风圣药。”

4. 专主表虚者，如许叔微、李东垣。东垣云：“仲景制此方，以桂枝为君，芍药甘草为佐。小建中汤，以芍药为君，桂枝甘草佐之。一则治其表虚，一则治其里虚，各有主用也。”

此外，尤在泾、吴谦尚以桂枝汤为“安内攘外”，“助正气，去邪气”之方。

这样的综述，似乎条理也有不够清晰的地方。依我看，应有三种观点。一者，认为桂枝汤祛风解表发汗；二者，认为桂枝汤有补益作用，治疗表虚；三者，认为桂枝汤扶正祛邪。

现在一般认为太阳中风为表虚之证，桂枝汤为辛温解表剂。《伤寒论新解》提出：既云桂枝汤治疗表虚，表虚如何再能发汗解表呢?

《伤寒论新解》认为：“中气虚者表亦虚，是以患者有汗，甚或汗多。此时表已受邪，当先求补中，防邪入里。中气固，表自和。”桂枝汤“胎建中之体”，其实与小建中汤一样，都是补益中气之方，补中以治表。并根据《神农本草经》所载桂枝汤诸药功效，证明桂枝汤实乃补中益气而固表之方。

我认为，用非此即彼的思维去看待复杂的事物，往往都是要碰壁的。桂枝汤不是单一的发汗剂，也不是单一的补益剂。恰恰是认为桂枝汤既能扶正、又能祛邪的观点，看似骑墙、折中，却最为客观、公允和准确，可惜前人未能深入探讨。

前已论述，太阳中风为既有外邪侵袭，又有正气不足之证。故外需发散风寒，内需补益正气。医家之能事在于选出最有效、最安全的药物来实现这两个目的，而且最好能以最少的药物来达到最大的效果。《伤寒论》做到了这点，故桂枝汤真乃经典之方。

《伤寒论》所用桂枝，即今之肉桂[①]，《神农本草经》列为上品，分为牡桂、菌桂。牡桂“主上气咳逆，结气喉痹，吐吸，利关节，补中益气”，菌桂“主百病，养精神，和颜色，为诸药先聘通使，久服轻身不老，面生光华”。《神农本草经》大力推崇肉桂补益之功，另一方面又谓肉桂治咳利关节，这些认识应该说与后人认识的发散风寒功效也是一致的。我们看《伤寒论》麻黄汤之用桂枝（同样是肉桂），显然也是取其发散风寒、解表发汗的功效。至于宋以后所用桂枝，即今所用桂枝，与《伤寒论》时代的桂枝（肉桂）是不同的，但从后人的实践看，桂枝作用与肉桂近似，至少《伤寒论》中的桂枝（肉桂），均能为今之桂枝替代。故为了行文方便，本书以后对《伤寒论》之桂枝（肉桂）与今之桂枝不再区分，一律称为桂枝。

与桂枝作用相似的是生姜。普通人也知道生姜能暖胃、能补养，同时又能发汗散寒，是治疗感冒的良药。

桂枝汤中同为食品的是大枣，老百姓都知道这是补益气血的美食。

甘草味甘，也有补气作用，又能利咽止咳，故也可用于外感病症。

至于芍药，后世一般都认为有较弱的养血作用。而在《神农本草经》《名医别录》《药性论》《日华子本草》等较早期本草中，芍药有治“寒热”“时疾”“热疾”之功，因此似乎也是一味既扶正又祛邪之药。

---

① 雷载权、张延模主编《中华临床中药学（上卷）》（人民卫生出版社 1998 年出版）188 页。

我认为，在桂枝汤中，桂枝与生姜作用近似，补气血，侧重于气阳，且能发散风寒；芍药与大枣作用近似，补气血，而侧重于阴血；配伍甘草，补中益气，利咽止咳，且调和诸药。整张处方既能补益气血，又能发散风寒，功效卓著且安全无毒、药味简单。

这里，对桂枝汤补益功效再做一点引申。小建中汤的补益作用无人怀疑，桂枝汤与小建中汤的差别仅仅在于小建中汤是桂枝汤倍芍药加胶饴，故桂枝汤的补益作用也不应怀疑。当然，这一点前人早已指出过。

对桂枝汤的发汗作用也再做一点引申。桂枝汤发汗，这是《伤寒论》原文中明确指出的，特别是在桂枝汤方后注中，强调要啜热稀粥、温覆，令“遍身漐漐微似有汗”，但又不可“令如水流漓”，“若一服汗出病差，停后服，不必尽剂；若不汗，更服依前法；又不汗，后服小促其间，半日许，令三服尽；若病重者，一日一夜服，周时观之；服一剂尽，病症犹在者，更作服；若汗不出，乃服至二三剂”，可见制方者再三关照要使汗出，所以说桂枝汤不是发汗剂，这实在讲不过去啊。

论者或云，这不是桂枝汤有发汗作用，而是啜热稀粥、温覆使得发汗。因为他们不明方剂真谛，故有此说。其实，方剂是一种疗法，是由组成、剂量、剂型、用法四要素组成的（请参阅拙作《方剂学新思维》“方剂名实论”“方剂要素论”“方剂运用论”诸章）。桂枝汤的将息法是桂枝汤不能或缺的一部分，故桂枝汤能发汗这无可怀疑。

写到这里，人们或许还会有疑惑：太阳中风有虚的一面，有实的一面，桂枝汤能补益，又能发汗，故方证相符，然仍担心发汗是否会加重患者之虚，或认为患者已经自汗，再发汗是否会加重出汗，甚或汗出不止。

答曰：不必多虑。

首先，汗法的作用其实不仅仅是祛除外邪。《素问·阴阳应象大论》虽云“其有邪者，渍形以为汗，其在皮者，汗而发之”，但后世擅用汗吐下法的张子和的实践，已经表明汗法的效用远远超出了祛邪，而有宣畅气血、激发人体功能的作用。故适当地运用汗法是有利无弊的。

太阳中风是有外邪的，而内伤自汗并无外邪，却仍可用桂枝汤。这是为何？一方面，桂枝汤首先是作为一首补益剂而被应用，其次则发汗而振奋机能，使患者重获正常的出汗功能。

第二，仲景虽一再强调要发汗，但同时也告诫，不得“令如水流漓”，应以“遍身漐漐微似有汗”为度，且中病即止。所以，掌握分寸，恰到好处，是不会有虚虚之虞的。

第三，太阳中风之自汗出，与外邪有关，与体虚有关。

体虚可用汗法，前已提及是因为发汗振奋机能，使患者重获正常的出汗功能。

外邪则更需发汗。曹颖甫《经方实验录》曾论及桂枝汤以“药汗”祛“病汗”，其文云：

“恶风头痛，发热汗出，诸状次第呈现，顾汗出不畅，抚之常带凉意，是可谓之曰‘病汗’。设其人正气旺，即自疗机能强者，其发热瞬必加甚，随得畅汗，抚之有热意，于是诸状尽失。可知一切毒素（包括外来之病原微生物及内蕴之排泄物），已随此畅汗以俱去，此所谓‘法当汗解’是也。……‘病汗’常带凉意，‘药汗’则带热意，病汗虽久，不足以去病，药汗瞬时，而功乃大著，此其分也。”①

由此可知“药汗”与“病汗”截然不同，“药汗”作为一种治疗手段，通过祛除病邪，而“病汗”自止。

太阳病，头痛，发热，汗出，恶风，桂枝汤主之。方二。用前第一方。（宋本第13条）

大阳病，头痛，发热，汗出，恶风者，桂枝汤主之。（康平本第16条·原文）

本条主语为“太（大）阳病”，而非太阳中风。柯韵伯《伤寒来苏集·伤寒论注》有这番评论：

“此条是桂枝本证，辨证为主，合此证即用此汤，不必问其为伤寒、中风、杂病也。今人凿分风、寒，不知辨证，故仲景佳方置之疑窟。四症中，头痛是太阳本症，头痛、发热、恶风，与麻黄证同。本方重在汗出，汗不出者，使非桂枝证。”

陆渊雷《伤寒论今释》云：

“柯说是也。统观仲景书，但教人某证用某方，论中有桂枝证柴胡证之名，可知意在治疗，不尚理论。中医之治疗有特长，其理论则多凭空臆造，仲景不尚理论，正是识见胜人处。后人斤斤于风邪寒邪伤卫伤营之辨，而不于病证药方上着眼对勘，皆非善读仲景书者。”

本条开头虽未明言太阳中风，但以“太（大）阳病”为主

---

① 这段文字出自曹氏弟子姜佐景之按语。

语，显然说的还是太阳中风，而根本不可能是伤寒或杂病，故柯氏所言并不准确。那何以陆氏还称赞“柯说是也”？

我想柯氏之所以说“不必问其为伤寒中风杂病也”，其实是借题发挥，意在强调辨证，希望人们要着眼于具体患者的具体脉症，而反对抽象地探讨病机。探讨脉症背后的病机，这本应是研究者的本能。但若踏虚蹈空，穿凿附会，则不免南辕北辙了。故柯氏、陆氏对某些空头理论家进行批评，而提倡辨证，提倡尊重事实，从这个意义来说，他们当然是对的。当然，话反过来说，如果完全摒弃理论，排斥理论，则又不免走向另一极端了。

至于今天，纯粹地考虑辨证，也很可能不免于空疏，故今人有辨证与辨病相结合之议。当然，辨证与辨病相结合并不是机械的，有时当以证为重，有时应以病为主，必视具体情况而定。

再回到桂枝汤证。上一条开首即论脉象，本条则有症无脉。仲万春老中医的观点颇给人启发：

“（《伤寒论》中）如果哪条条文中几个重要主症完备，症状叙说清楚，并且和其他方证没有混淆的地方的话，仲景就会把脉象省略掉。这种省略不仅仅是笔法上的省略，而是在临床上出现这类主症齐备，症状叙说清楚的方证时，可以不需要再考虑脉象如何如何。所以仲景在这一条的条文中才没有讲到脉象。《伤寒论》中，仲景所论述的方证和其他方证相类似，难以鉴别清楚时，仲景一般会特地地加上‘脉象’来帮助医者加以区别。譬如上一条桂枝汤证，正因为它是无汗，当同时出现发热、恶风、恶寒等一系列症状时，就很容易和麻黄汤证相混淆，诊治时难以鉴别，所以仲景在这条对脉象作了‘脉阳浮而阴弱’这般详尽地论述。”（《中医人生——一个老中医的经方奇缘》）

当然，上述诸家都在着意发掘《伤寒论》（在他们眼里，《伤寒论》就是仲景书）的微言大义；然而，或许其中本无微言大义，只是出自不同“原始作者”的语录而已。

太阳病，项背强几几，反汗出恶风者，桂枝加葛根汤主之。方三。

葛根四两　麻黄三两，去节　芍药二两　生姜三两，切　甘草二两，炙　大枣十二枚，擘　桂枝二两，去皮

上七味，以水一斗，先煮麻黄、葛根，减二升，去上沫，内诸药，煮取三升，去滓。温服一升，覆取微似汗，不须啜粥，余如桂枝法将息及禁忌。臣亿等谨按：仲景本论，太阳中风自汗用桂枝，伤寒无汗用麻黄，今证云汗出恶风，而方中有麻黄，恐非本意也。第三卷有葛根汤证，云无汗，恶风，正与此方同，是合用麻黄也。此云桂枝加葛根汤，恐是桂枝中但加葛根耳。（宋本第14条）

大阳病，项背强几几，反汗出恶风者，桂枝加葛根汤主之。

葛根四两　芍药二两　生姜切，三两　甘草炙，二两　大枣擘，十二枚　桂枝二两

上六味，以水一斗，先煮葛根，减二升，去白沫，内诸药，煮取三升，去滓。温服一升，覆取微似汗，不须啜粥，余如桂枝法将息及禁忌。（康平本第17条·原文）

本条因“项背强几几”而用葛根，葛根乃治项背强硬之专药，然不得谓仅用桂枝汤不加葛根则不效。

又，宋本桂枝加葛根汤方中有麻黄，然方后林亿等按谓本方不当有麻黄，是。康平本、康治本、《金匮玉函经》本方均无麻黄。

桂枝加葛根汤我常用于颈椎病引起的头颈板滞及眩晕，疗效颇佳。

太阳病，下之后，其气上冲者，可与桂枝汤。方用前法。若不上冲者，不得与之。四。(宋本第 15 条)

大阳病，下之后，其气上冲者，可与桂枝汤。(傍注：方用前法)(嵌注：若不上冲者，不可与之。)(康平本第 18 条·原文)

太阳病下之后，可有多种见症，“气上冲”，是其中一种可能。盖太阳病误下，正气受损，下元不固，故气上冲，桂枝旧说能平冲降逆，这是从对症的角度而言的，实际是纳气的作用，而如前所述，整首桂枝汤也具有补益的作用。故这一变证，可用桂枝汤治疗。

若太阳病下之后，并无其气上冲的见症，而有其他症状，自然就不一定选用桂枝汤，应视实际情况，辨证论治可也。《伤寒论》有相关的条文，以后我们还会读到。

可问题是，宋本第 15 条还有“若不上冲者，不得与之”的提法。这一提法，使气是否上冲成为一个非常重要的、具有鉴别意义的问题。

成无己《注解伤寒论》认为“气上冲”是“气逆上与邪争

也，则邪仍在表，故当复与桂枝汤解外”。“其气不上冲者，里虚不能与邪争，邪气已传里也，故不可更与桂枝汤攻表”。陈修园《伤寒论浅注》之观点与之近似。

陆渊雷《伤寒论今释》则明确提出“正气者，即西医所谓自然疗能也”，“良医察其病证，知正气之欲恶，从而助之以药力。……太阳病之症，头痛项强，鼻鸣干呕，可知正气欲上冲；发热脉浮，汗出恶风，可知正气欲外向。……欲上冲，则不可抑之使下；欲外向，则不可遏之使内。若用攻下之药，是为逆正气之欲恶，此太阳之所以禁下也。下之而其气上冲，知正气驱病之势不因下药而改变，故可仍与桂枝汤。若不上冲者，不可与之”。刘渡舟教授《伤寒论诠解》、李心机教授《伤寒论通释》之观点近似。李氏进而指出：“若误下之后，病人无‘气上冲逆’的感觉，则说明正气受挫比较严重，无力求伸，故其病机已无向上向外之势……表邪已有内陷之势……当观其脉症，知犯何逆，随证治之，唯不宜再投桂枝汤。”

纵观上述注家观点，大率认为气上冲是正气抗争之象，仍属表证，应用桂枝汤解表；而气不上冲是正气受损较重，表邪内陷，故不再适合桂枝汤解表。所以，气是否上冲成为一个重要的鉴别点。

当初读这些注家的文字，心里总觉得有些牵强，直觉地认为气不上冲才是常见现象，应该是多数的，其中一些患者是虽经误下而正气很少受损，这种情况不必多说，而另一些患者则可能正气大伤而引起种种变证。而气上冲是少见的，故《伤寒论》在此提出少见的气上冲的治疗方法。

但注家的文字一时间又找不到破绽。故反复思索，最后发现至少可以以桂枝汤为突破，证实他们的谬误。因为，很显然在他们看来桂枝汤在此是一首解表剂，却不知桂枝汤还是一首补益剂，完全可以治疗里虚证。故其论实际是自相矛盾的！

而读康平本第18条则可知，“若不上冲者，不得与之”一语只是一个嵌注。就是这一嵌注，在宋本混入正文，真是画蛇添足，贻误后人。康平本完全证实了我的推测。

最后想议一议桂枝的“平冲降逆”功效。这是习常的说法，在本条也有注家是这么看待桂枝的。李心机教授《伤寒论通释》在本条的注解中说：“仲景用桂枝，除解肌之外，还善用于平冲降逆，这是仲景的创新。”并列举《金匮要略》防己黄芪汤证之条文方后注、茯苓桂枝五味甘草汤证之条文、葛根汤证之条文、小青龙加石膏汤证之条文、《伤寒论》苓桂术甘汤证之条文、桂枝加桂汤证之条文以为证明。

李氏也持本条气上冲是正气抗争之象，既然如此，应该扶持这一趋势才对，怎么还能平冲降逆呢？显然是自相矛盾的。

故我在前文中说，桂枝平冲降逆，这是从对症的角度而言的。用了桂枝，上冲消失了，故说平冲降逆。实际上根本不是这么回事，应该是用桂枝补益的功效，温肾补脾而纳气。

太阳病三日，已发汗，若吐、若下、若温针，仍不解者，此为坏病，桂枝不中与之也。观其脉症，知犯何逆，随证治之。桂枝本为解肌，若其人脉浮紧，发热汗不出者，不可与之也。常须识此，勿令误也。五。（宋本第16条）

大阳病三日，已发汗，若吐、若下、若温针，仍不解者，此为坏病。（嵌注：桂枝不中与之也。观其脉症，知犯何逆，随证治之。）（康平本第 19 条 · 原文）

桂枝本为解肌，若其人脉浮紧，发热汗不出者，不可与之也。常须识此，勿令误也。（康平本第 20 条 · 准原文）

宋本第 16 条在康平本分作 19、20 两条，前一条为原文，后一条系准原文。《金匮玉函经》《千金翼方》《注解伤寒论》均作两条。

宋本《伤寒论》诸篇，除“辨脉法”“平脉法”“伤寒例”等外，标题皆有“脉症”字样，而康平本皆无。宋本本条“观其脉症，知犯何逆，随证治之”之名句，在康平本为嵌注。故知“脉症”并提是“后期作者”之总结。

若酒客病，不可与桂枝汤，得之则呕，以酒客不喜甘故也。（宋本第 17 条）

若酒客病，不可与桂枝汤，得汤则呕，以酒客不喜甘故也。（康平本第 21 条 · 追文）

宋本 17 条之康平本相应条文为追文。

陆渊雷《伤寒论今释》云：

“愚尝治酒客中风，头痛发热，汗出恶风，桂枝证悉具，以本论有酒客不可与桂枝汤之戒，乃书防风、苏叶等俗方与之，明日病如故。因思本论所以禁用桂枝，谓酒客不喜甘故也，桂枝汤之所以甘，以有甘草、大枣故也，甘草、大枣既非桂枝汤之主药，可以斟酌去取，乃于桂枝汤中去草枣，加葛花、枳椇子以解酒，应手而愈。其后又遇酒客中风，问其平日是否不喜甘，乃殊不然，遂用桂枝汤原方，仍加葛花、枳椇子与之，其病亦豁然而愈。又其后遇酒客，则用桂枝汤原方，不复加味，虽愈期有迟速，从无得之而呕者，因知酒客服桂枝汤而呕者，盖偶然之事，不可执以为常。”

这段文字记叙了陆氏由信守大论，到于桂枝汤方中斟酌去取，乃至用桂枝汤原方于酒客中风的亲身经历。笔者临证常用桂枝汤，从不问患者是否喜饮酒，也从未发生服桂枝汤后呕吐的事件。那么多患者中未必就没有好酒的吧，因此反过来可以说明酒客病中风，仍可服桂枝汤。

又，最近治一位病人患过敏性鼻炎，且时常胸闷心悸，他每日饮黄酒 3 斤，给予桂枝汤加味，病症日见改善，面色转华，而从未呕吐。

喘家作桂枝汤，加厚朴杏子佳。六。（宋本第 18 条）

凡服桂枝汤吐者，其后必吐脓血也。（宋本第 19 条）

喘家作桂枝汤，加厚朴杏子佳。又服桂枝汤吐者，其后必吐脓血也。（康平本第 22 条 · 准原文）

宋本第 18、19 条在康平本为第 22 条，系准原文。

前半段虽非原文，然与情理不违。陆渊雷《伤寒论今释》

云“素常病喘之人，卒病太阳中风，其喘必剧，故于桂枝汤中加厚朴杏子为佳”，是。而后半段不合情理，不可从。

太阳病，发汗，遂漏不止，其人恶风，小便难，四肢微急，难以屈伸者，桂枝加附子汤主之。方七。

桂枝三两，去皮　芍药三两　甘草三两，炙　生姜三两，切　大枣十二枚，擘　附子一枚，炮，去皮，破八片

上六味，以水七升，煮取三升，去滓，温服一升。本云桂枝汤，今加附子，将息如前法。（宋本第 20 条）

太阳病，发汗，遂漏不止，其人恶风，小便难，四肢微急，难以屈伸者，桂枝加附子汤主之。

桂枝去皮，三两　芍药三两　甘草炙，三两　生姜切，三两　大枣擘，十二枚　附子炮，去皮，破八片，一枚

上六味，以水七升，煮取三升，去滓，温服一升（嵌注：本云桂枝汤，今加附子），（例）将息如前法。（康平本第 23 条·原文）

本条述太阳病发汗太过，阳气受损，固摄无力，故汗出不止；但其程度属“漏”，故达不到亡阳程度，只是阳虚；又因汗出伤津，遂小便不利，四肢微急而难以屈伸。患者既有阳虚，又有津伤，该如何治疗？因阳损为本，津虚为标，故治疗的重点不在生津，而在温阳，用桂枝加附子汤治之。

桂枝加附子汤是桂枝汤加附子，而用于此阳虚汗出不止患者，由此可知桂枝汤绝不是发汗剂。当然《伤寒论》中另有其他条文能证明桂枝汤是发汗剂，故曰：桂枝汤既是发汗剂，又

是补益剂。

又，本证阳虚，但未至亡阳地步，故不用四逆辈。陆渊雷《伤寒论今释》云：

“通常所谓亡阳者，其人汗出如雨，脉细如丝，手足逆冷，神色萎悴，急者三四小时可以致命，是为虚脱，西医必注射强心剂。若是者宜四逆汤、干姜附子汤之类，非桂枝加附子汤所治也。”

由此可知桂枝汤证、桂枝加附子汤证、四逆汤证三证的轻重缓急与病机差异，亦可知《伤寒论》诸方用药之精微。于此，读者又可领悟证与证的联系、方与方的联系。

太阳病，下之后，脉促胸满者，桂枝去芍药汤主之。方八。促，一作纵。

桂枝三两，去皮　甘草二两，炙　生姜三两，切　大枣十二枚，擘

上四味，以水七升，煮取三升，去滓，温服一升。本云桂枝汤，今去芍药，将息如前法。（宋本第21条）

若微寒者，桂枝去芍药加附子汤主之。方九。

桂枝三两，去皮　甘草二两，炙　生姜三两，切　大枣十二枚，擘　附子一枚，炮，去皮，破八片

上五味，以水七升，煮取三升，去滓，温服一升。本云桂枝汤，今去芍药，加附子，将息如前法。（宋本第22条）

太阳病，下之后，脉促胸满者，桂枝去芍药汤主之。若微恶寒者，桂枝去芍药加附子汤主之。

桂枝去芍药汤方

桂枝去皮，三两　甘草炙，二两　生姜切，三两　大枣擘，十二枚

上四味，以水七升，煮取三升，去滓，温服一升（嵌注：本云桂枝汤，今去芍药），（例）将息如前法。

桂枝去芍药加附子汤

前方加附子炮，去皮，破八片，一枚

上五味，以水七升，煮取三升，去滓，温服一升（嵌注：本云桂枝汤，今去芍药，加附子），（例）将息如前法。（康平本第24条·原文）

宋本第21、22两条与康平本第24一条相应，因后者将两条并为一条。《脉经》《金匮玉函经》《千金翼方》相应条文均是两条相并。理应如此。但下面为行文方便，仍以宋本条文为例做出阐述。

宋本第21条与15条有相似之处，应联系起来看。15条"太阳病，下之后，其气上冲"，用桂枝汤治疗。21条"太阳病，下之后，脉促胸满"，桂枝去芍药汤主之。两条均为太阳病下后正气损伤，何以前者仍用桂枝汤，后者用桂枝汤却去芍药？这是一个问题。第二个问题是，21条用桂枝去芍药汤，但为何事实上临证脉促胸满用芍药并无不妥？

21条之脉症为脉促、胸满。脉促，宋本《伤寒论》中四见。除本条外，尚有宋本之第34条、140条、349条。然检阅康平本之相应条文，34条"脉促"在傍注中；140条"脉促，不结胸者"后是傍注，傍注之后阙文，故无法解索"脉促"之

真义；349条则为追文。所以，无法通过考察其他条文之“脉促”来推断本条“脉促”的真实含义。

故只能退而求其次，《辨脉法》云：“脉来数，时一止复来者，名曰促。”按现代医学观点，心率快且心律失常，同时胸闷，应为心血管疾病，此21条之脉症也。与15条不同，15条仅有症状改变，而21条还有脉象改变。气上冲、胸满，可能出现于器质性心脏病，也可能只是心脏神经官能症，因有脉象改变，故器质性病变的可能性更大一些。故知21条的病症重于15条。

再看方药。21条方用桂枝汤去芍药，即桂枝、甘草、生姜、大枣四味。芍药的药性平而偏于微寒。所以，与桂枝汤相比，桂枝去芍药汤作用更偏向于温补一些。反过来则说明，桂枝去芍药汤证较15条之桂枝汤证阳虚更甚一些，其病机与病症的轻重是一致的。这是我对第一个问题的解答。

再答第二个问题。我认为，21条之所以去芍药，并不是针对具体症状的。一般注家多认为21条因胸满而去芍药，其实芍药能活血化瘀，可用治胸满。临床实践也表明，芍药完全可以用于胸满胸闷之症。但也不能因此以为制方者是因为脉促而去芍药。如此认识，就犯了同样的错误。实际上，制方者是从整体病机的角度而去芍药的。

接下来，我想提出第三个问题：21条是不是非得用桂枝去芍药汤？用桂枝汤可以吗？

我的回答是：未尝不可。

因为15、21条并无本质的区别，只是病机与病情在轻重程度上的差别。所以我想，15条用21条的处方，应该有效；21

条用 15 条的处方，也未必不可。也就是说，从精益求精的角度讲，15 条用桂枝汤，21 条用桂枝去芍药汤，最是精当。如果用混了，我看这不是原则性错误，应该也会有效果。

以后研读宋本第 64 条（其康平本相应条文为第 61 条，系追文），我们还会进一步讨论相关问题。

接着再看宋本第 22 条，其文有“微寒”二字，含义不明，康平本、《金匮玉函经》辄作“微恶寒”，其义甚明，故后者胜。

此条在前证基础上多“微恶寒”一症，则阳虚更甚，故于前方加附子。

太阳病，得之八九日，如疟状，发热恶寒，热多寒少，其人不呕，清便欲自可，一日二三度发。脉微缓者，为欲愈也；脉微而恶寒者，此阴阳俱虚，不可更发汗、更下、更吐也；面色反有热色者，未欲解也，以其不能得小汗出，身必痒，宜桂枝麻黄各半汤。方十。

桂枝一两十六铢，去皮　芍药　生姜切　甘草炙　麻黄各一两，去节　大枣四枚，擘　杏仁二十四枚，汤浸，去皮尖及两仁者

上七味，以水五升，先煮麻黄一二沸，去上沫，内诸药，煮取一升八合，去滓，温服六合。本云桂枝汤三合，麻黄汤三合，并为六合，顿服。将息如上法。臣亿等谨按：桂枝汤方，桂枝、芍药、生姜各三两，甘草二两，大枣十二枚。麻黄汤方，麻黄三两，桂枝二两，甘草一两，杏仁七十个。今以算法约之，二汤各取三分之一，即得桂枝一两十六铢，芍药、生姜、甘草各一两，大枣四枚，杏仁二十三个零三分枚之一，收之得二十四个，合方。详此方乃

三分之一，非各半也，宜云合半汤。（宋本第23条）

大阳病，得之八九日，如疟状，发热恶寒，热多寒少，其人不呕，清便欲自可，一日二三度发（嵌注：脉微缓者，为欲愈也；脉微而恶寒者，此阴阳俱虚，不可更发汗、更下、更吐也；面色反有热色者，未欲解也），以其不能得少汗出，身必痒，宜桂枝麻黄各半汤。

桂枝去皮，一两十六铢　芍药　生姜切　甘草炙　麻黄去节，各一两　大枣擘，四枚　杏仁汤浸，去皮尖及两仁者，二十四枚

上七味，以水五升，先煮麻黄一二沸，去上沫，内诸药，煮取一升八合，去滓，温服六合。（嵌注：本云桂枝汤三合，麻黄汤三合，并为六合，顿服。）（例）将息如上法。（康平本第25条·原文）

宋本第23条自古以来就颇使注家绞尽脑汁而依然困惑不已。其之所以让人费解，很大程度上是由于康平本中嵌注“脉微缓者，为欲愈也；脉微而恶寒者，此阴阳俱虚，不可更发汗、更下、更吐也；面色反有热色者，未欲解也”在宋本混入正文而导致的。想一想，那么长一个嵌注，混入正文，从断句到理解，怎么可能不引起麻烦呢？故今从康平本，剔除这段嵌注。

但问题还不仅在于此。宋本此条，注家中也有虽不知其中有嵌注混入，而仍能把这段文字作相对正确断句者，如陆渊雷。但即便如此，其对条文还是没能揭示真谛，甚至理解有误。

陆氏云：“此条自条首至‘二三度发’，为总冒。以下分作

三段。‘脉微缓’二句为第一段；自‘脉微而恶寒’至‘更吐也’为第二段；至‘面色’以下为第三段。”这样的句读，就宋本而言，是最为合理的，也可认为基本贴近康平本。因为他等于将“脉微缓者，为欲愈也”和“脉微而恶寒者，此阴阳俱虚，不可更发汗、更下、更吐也”作为两个插入语，而把两个插入语前后的文字联系起来，作为桂枝麻黄各半汤证的正文。但陆氏释读本条仍是泛泛的，有漏洞的（这里不详细展开），特别从他的结论——“本条之桂麻各半”、宋本 25 条之“桂二麻一”、宋本 27 条之“桂枝二越婢一”，“可以择而用之”——可以看出他根本没有真正理解本条，同样也没有获得 25、27 条之真谛。

我认为要真正理解本条，首先必须认识到桂枝麻黄各半汤证与小柴胡汤证在症状、病机、用药上皆有相似之处。

桂枝麻黄各半汤证其症“如疟状”，即寒热往来，但又不像疟疾那样多数二日、三日一发，而是“一日二三度发”，而且其症是不典型的，也可以有发热恶寒，具体表现是热多寒少。而小柴胡汤证的主症之一是寒热往来。故两者在症状上有相似处。

再看用药。桂枝麻黄各半汤，由桂枝汤、麻黄汤合方组成。小柴胡汤由柴胡、黄芩、人参、半夏、甘草、生姜、大枣共七味药组成。小柴胡汤是扶正达邪之剂，而前已证明桂枝汤既是补益剂，也是发汗剂，故桂枝麻黄各半汤也是扶正达邪之剂。

人们从寒热往来，以及小柴胡汤的用药，正反两个方面推导出小柴胡汤证之病机为正虚邪实。宋本第 97 条（其康平本相应条文为第 93、94 条，均系准原文）是最早做出这一推断的，其文曰：“血弱气尽，腠理开，邪气因入，与正气相抟，结于胁下，正邪分争，往来寒热，休作有时……”虽非原文，但对小柴胡汤证的理解还是有其合理性的，也为后世医家所认可。

由此，我们也完全可以推断桂枝麻黄各半汤证的病机亦属正虚邪实。

那么，桂枝麻黄各半汤证与小柴胡汤证又有何差异呢？

条文本身做过明确的鉴别诊断——“其人不呕，清便欲自可”，以此表明病不在少阳，不在阳明。那么病在哪里？条文称“以其不能得小汗出，身必痒”，故知病在表，仍属太阳。

进一步展开，则从“以其不能得小汗出”还可获知，患者无汗，且病情不甚，故只需小汗。

从“身必痒”则可获知病势所在，人体之自然疗能有解表的趋势，需要药物解表发汗助之。

此外“发热恶寒，热多寒少”一语，表明寒邪郁闭较甚，而正气抗邪有化热趋势。《伤寒论》治此，有时用麻黄汤，有时用大青龙汤。我认为，在《伤寒论》里两方是等效的。这将在宋本第 27 条（其康平本相应条文为第 28 条，系原文）详解，此处暂不阐述。

正虚邪实，病在太阳，扶正用桂枝汤，发汗用麻黄汤（也可用大青龙汤，但这里选择了麻黄汤）。因为病不甚，故剂量不必大，桂枝汤、麻黄汤都只用了三分之一的量。由此，制方者拟定了桂枝麻黄各半汤。

太阳病，初服桂枝汤，反烦不解者，先刺风池、风府，却

与桂枝汤则愈。十一。用前第一方。（宋本第24条）

服桂枝汤，大汗出，脉洪大者，与桂枝汤如前法。若形似疟，一日再发者，汗出必解，宜桂枝二麻黄一汤。方十二。

桂枝一两十七铢，去皮　芍药一两六铢　麻黄十六铢，去节　生姜一两六铢，切　杏仁十六个，去皮尖　甘草一两二铢，炙　大枣五枚，擘

上七味，以水五升，先煮麻黄一二沸，去上沫，内诸药，煮取二升，去滓，温服一升，日再服。本云桂枝汤二分，麻黄汤一分，合为二升，分再服。今合为一方，将息如前法。臣亿等谨按：桂枝汤方，桂枝、芍药、生姜各三两，甘草二两，大枣十二枚。麻黄汤方，麻黄三两，桂枝二两，甘草一两，杏仁七十个。今以算法约之，桂枝汤取十二分之五，即得桂枝、芍药、生姜各一两六铢，甘草二十铢，大枣五枚。麻黄汤取九分之二，即得麻黄十六铢，桂枝十铢三分铢之二，收之得十一铢，甘草五铢三分铢之一，收之得六铢，杏仁十五个九分枚之四，收之得十六个。二汤所取相合，即共得桂枝一两十七铢，麻黄十六铢，生姜、芍药各一两六铢，甘草一两二铢，大枣五枚，杏仁十六个，合方。（宋本第25条）

大阳病，初服桂枝汤，反烦不解者，先刺（傍注：风池、风府），却与桂枝汤则愈。服桂枝汤，大汗出，脉洪大者，与桂枝汤如前法。若形如疟，一日再发者，汗出必解，宜桂枝二麻黄一汤。

桂枝去皮，一两十七铢　芍药一两六铢　麻黄去节，十六铢　生姜切，一两六铢　杏仁去皮尖，十六铢　甘草炙，一两二铢　大枣擘，五枚

上七味，以水五升，先煮麻黄一二沸，去上沫，内诸药，煮取二升，去滓，温服一升，日再服。（嵌注：本云桂枝汤二

分，麻黄汤一分，合为二升，分再服，今合为方。）（例）将息如上法。（康平本第26条·原文）

宋本第24、25两条，康平本之相应条文为第26条。24、25条所讨论的问题并不一样，故以宋本分为两条较妥，当从之。

先讨论宋本第24条。其“风池、风府”一语在康平本为傍注。

以医者的常识看，针灸之法可救治诸多疾病，包括伤寒，当然也包括太阳病，无须在太阳病服桂枝汤反烦不解之后才用。即便在此时用针灸方法，亦当愈病，更不必在针刺后再用桂枝汤治疗。此为我的疑惑之一。第二，“先刺”后缺失宾语，亦颇为可疑。第三，从本条看，康平本之原文也用针刺之法，但这在康平本中是很少见的。这也不得不让人生疑。

综合这三条，我以为此条在康平本虽为原文，仍当存疑。

此外，刘渡舟教授在《学习中医的点滴体会》一文中通过自己在农村用针刺大椎、风池、风府发汗解表治疗外感风寒的案例，来说明太阳是膀胱与经络的概括，而不是一个空洞的名词，进而表明六经是与经络有关的。

看来刘氏案例的思想方法应本于此条。但从康平本看，“风池、风府”实非原文。退一步说，即便“风池、风府”属原文，风池、风府两穴也与太阳经无关。刘氏所用腧穴与太阳经有关的唯督脉的大椎穴。故此案实在说明不了什么问题。

再讨论宋本第25条，即康平本第26条之后一段。

桂枝汤方后有将息法，其中提到“遍身漐漐微似有汗者益佳，不可令如水流漓，病必不除”。那么，何以汗出“如水流漓，病必不除”呢？因为过汗则机体变虚，抗病能力下降，故病必不除；甚至再次感邪，发生变证。25条又可分作前后两段，讨论的正是服桂枝汤将息不当，大汗出之后的这两种见症。下面先讨论前半段。

此条前半段，自古颇多注家认为错简。但并无确证，故不能采信。不以此为错简者，亦不过泛泛而论，不着边际。

我以为读通此条前半段的关键在于这样五点。

第一，须明白服桂枝汤后大汗出可能会出现多种情况、多种变证，而此条前半段属情况之一，但不属变证。其他的可能情况都属变证，包括此条后半段、宋本26条等，而此条前半段何以不算变证？因《脉经》与《金匮玉函经》此条“脉洪大者”一语作“若脉但洪大”，表明除脉洪大外，余皆未变，故知不属变证。也就是说，此条前半段属服桂枝汤后大汗出，机体抗病能力下降，故虽汗出，但表仍未解，而除了脉象发生变化外也没有出现其他见症的情况。

第二，须明白脉象颇易受一些突然因素的影响。譬如，跑步、饮酒之后脉象随即改变；停止跑步、停止饮酒一段时间之后脉象又会恢复原状。服桂枝汤后大汗出，脉象也在很短时间内发生改变，由脉浮缓变为脉洪大。我们可以预料，在没有变证的前提下，如果休养得当，包括补充一些食物与水分，或者服用一些补益药物，其脉将会较快复原。如果不做处理，患者病情只要不进一步恶化，因人体存在自我修复的机能，其脉亦将慢慢复原。我认为，这种情况可称为脉象的一过性改变（关于脉象，下文还会进一步辨析）。而此证的原发病属桂枝汤证，本就有虚的一面，又过汗伤正，因而有脉象一过性改变，虽无其他虚弱见症，但其证应属一过性虚证。

第三，须了解太阳病过汗（不仅仅是桂枝汤证过汗）的各种变证，并相鉴别。前已说明，此条前半段属一过性虚证，不属变证。而其他的可能情况，因有脉象、症状的改变，都属变证。比如宋本第26条（其康平本相应条文为第27条，系原文），此条亦见脉洪大，但伴见大烦渴不解等症，故为津伤内热之证，这是一种变证。又如宋本第20条，其原发病可以是太阳伤寒，也可以是太阳中风，过汗则伤阳。其文曰："太阳病，发汗，遂漏不止，其人恶风，小便难，四肢微急，难以屈伸者，桂枝加附子汤主之。"此条汗出持续不止，但又不属大汗，且见阳虚津伤的伴见症，因此《伤寒论》于桂枝汤中更加附子治疗。若大汗亡阳，则桂枝加附子汤亦不堪用，需用四逆辈回阳救逆。这些皆属变证，都须鉴别。此外，还有此条后半段等，都将在以后论述。

第四，须对几种相关脉象有所了解。宋本26条之脉洪大，洪大而有力。本证属一过性虚证，其脉洪大当稍显无力。假若是一般的慢性病患者，辨证属阳气虚弱者，其脉当沉而无力。若是严重的疾患，或峻急之症，阳气大虚，甚至阴阳格拒，其脉浮大、洪大，但无力、无根，甚者浮大涣散，按之则无。进一步发展下去，便是亡阳、阳脱，临近死亡时脉沉而微细欲绝。宋本20条桂枝加附子汤证，由发汗过多而来，其脉当先变为浮大或洪大而稍显无力，进而沉下来，变得更为无力，此时用桂枝加附子汤是有效的。若失治，汗出持续不止，病情继续发展，有可能脉又会变浮大，但沉取则无力、无根，再继续发展便是亡阳、阳脱。如前所述，必须大剂四逆辈救危才行。

第五，须明白桂枝汤既是补益剂，又是解表剂。本证属一过性的虚证，除脉象有一过性改变外，未现变证，但其原发病（桂枝汤证）因过汗抗病能力下降因而并未解除，故总体而言仍属正虚邪实。故仍用桂枝汤扶正解表，别无他法。

再看后半段，经文讲的是服桂枝汤后大汗出，形如疟，一日再发的证治。

李心机教授《伤寒论通释》对这后半段有较为合理的诠释。他说：

“本证从一个典型的桂枝汤证，由于服药不如法，大汗出，致使表证不解，病情出现变化。其表现由典型的桂枝汤证，变化为发热恶寒，一日再发，形似疟。若从病机与病情变化上分析，本证从太阳中风发病至大汗出的过程中，始终不存在应用麻黄汤的指征。而仲景最后对本证的治疗，却应用桂枝二麻黄一汤，在这里，尽管麻黄汤用量极少，但它终究是麻黄汤，这也说明仲景认为本证在病机上，有必须应用麻黄汤之动因。对这个问题，后世注家多未能关注。

“为什么一个桂枝汤证，在服桂枝汤大汗出之后，还有可能再使用少量的麻黄汤以开腠理呢？实际上，‘若形似疟’以下诸症，不是服桂枝汤大汗出之后的直接结果，因为太阳中风桂枝汤证，服桂枝汤不论如法不如法，不论愈还是不愈，都不存在任何致使腠理闭塞的病机，哪怕是最轻微的表闭。

“‘形似疟，一日再发’，在病机上所存在的一定程度的腠理闭塞，这是大汗之后，将息失宜，风寒复闭所致，亦即大汗之后，旋即表闭无汗，此是一种轻微的复感，属旧邪未去，复感新邪。此近似于《素问·移精变气论》所云：'故病未已，新病复起。'柯韵伯认为是'桂枝证未罢，当仍与之，乘其势而更汗之，汗自漐漐，邪不留矣。是法也，可以发汗，汗生于谷也；即可以止汗，精胜而邪却也。若不用此法，使风寒乘汗客于玄府，必复恶寒发热如疟状'。柯氏指出，服桂枝汤大汗出之后，恶寒发热如疟状，这是风寒乘汗复客于玄府所致，其说符合仲景条文意蕴，符合仲景之桂枝汤后无用麻黄汤法的用药规律。

“从仲景用桂枝二麻黄一汤的基本思路中可以领悟，本证除了具有发热恶寒症状之外，还有一个特点，就是'无汗'。本证的'无汗'是从大汗出变化来的，由大汗出而变为'无汗'，这是一个几被忽略而又非常重要的过程。”

李氏的问题意识在于：原发病是桂枝汤证，最后采用桂枝二麻黄一汤治疗，此方中竟然含有麻黄汤！究竟是什么原因导致《伤寒论》居然用含有麻黄汤的方剂来治疗原发病是桂枝汤证的这样一种变证？答案只有一个，就是桂枝汤证服药不如法，大汗出，其人更虚，抗病能力下降，更易感受外邪，因而复感风寒，腠理闭塞。

此条后半段症状表现上与宋本23条有相似之处，都是形如疟，但本条因大汗出而较宋本23条更虚，故本证用桂枝二麻黄一汤，而宋本23条用桂枝麻黄各半汤。即本证需多用一些桂枝汤补虚，而少用一些麻黄汤发汗。

服桂枝汤，大汗出后，大烦渴不解，脉洪大者，白虎加人参汤主之。方十三。

知母六两　石膏一斤，碎，绵裹　甘草炙，二两　粳米六合　人参三两

上五味，以水一斗，煮米熟汤成，去滓。温服一升，日三服。（宋本第26条）

服桂枝汤，大汗出后，大烦渴不解，脉洪大者，白虎加人参汤主之。（康平本第27条·原文）

宋本25条前半段系服桂枝汤后大汗出，机体抗病能力下降，表证未解，其脉洪大为一过性改变，而未见其他症候，属一过性虚证。本条与之对比，同样是脉洪大，但伴见大烦渴不解，为过汗伤津，转为津伤内热之证。故用白虎加人参汤清热生津。

太阳病，发热恶寒，热多寒少。脉微弱者，此无阳也，不可发汗，宜桂枝二越婢一汤。方十四。

桂枝去皮　芍药　麻黄　甘草各十八铢，炙　大枣四枚，擘　生姜一两二铢，切　石膏二十四铢，碎，绵裹

上七味，以水五升，煮麻黄一二沸，去上沫，内诸药，煮取二升，去滓，温服一升。本云当裁为越婢汤、桂枝汤，合之

饮一升。今合为一方，桂枝汤二分，越婢汤一分。臣亿等谨按：桂枝汤方，桂枝、芍药、生姜各三两，甘草二两，大枣十二枚。越婢汤方，麻黄二两，生姜三两，甘草二两，石膏半斤，大枣十五枚。今以算法约之，桂枝汤取四分之一，即得桂枝、芍药、生姜各十八铢，甘草十二铢，大枣三枚。越婢汤取八分之一，即得麻黄十八铢，生姜九铢，甘草六铢，石膏二十四铢，大枣一枚八分之七，弃之。二汤所取相合，即共得桂枝、芍药、甘草、麻黄各十八铢，生姜一两三铢，石膏二十四铢，大枣四枚，合方。旧云桂枝三，今取四分之一，即当云桂枝二也。越婢汤方，见仲景杂方中。《外台秘要》一云起脾汤。（宋本第 27 条）

服桂枝汤，或下之，仍头项强痛，翕翕发热，无汗，心下满、微痛，小便不利者，桂枝去桂加茯苓白术汤主之。方十五。

芍药三两　甘草二两，炙　生姜切　白术　茯苓各三两　大枣十二枚，擘

上六味，以水八升，煮取三升，去滓，温服一升，小便利则愈。本云桂枝汤，今去桂枝，加茯苓、白术。（宋本第 28 条）

大阳病，发热恶寒，热多寒少，脉微弱者，不可大发汗，宜桂枝二越婢一汤。服桂枝汤，或下之，仍头项强痛，翕翕发热，无汗，心下满、微痛，小便不利者，桂枝去桂加茯苓白术汤主之。

桂枝二越婢一汤

桂枝去皮　芍药　麻黄　甘草炙，各十八铢　大枣擘，四枚　生姜切，一两二铢　石膏擘，锦裹，二十四铢

上七味，以水五升，煮麻黄一二沸，去上沫，内诸药，煮取二升，去滓，温服一升。（嵌注：本云当裁为越婢汤、桂枝

汤，合之饮一升。今合为一方，桂枝汤二分，越婢汤一分。）

桂枝去桂加茯苓白术汤

芍药三两　甘草炙，二两　生姜切　白术　茯苓各三两　大枣擘，十二枚

上六味，以水八升，煮取三升，去滓，温服一升，小便利则愈。（嵌注：本云桂枝汤，今去桂枝，加茯苓、白术。）（康平本第28条·原文）

宋本第27条、第28条两条，康平本相应条文为第28条一条。宋本27、28条讨论的是两个问题，故应以宋本为是。下面分别讨论。

宋本第27条向为大论中最疑难条文之一。之所以疑难，是因为"太阳病，发热恶寒，热多寒少"后接"脉微弱者，此无阳也，不可发汗"，可谓前言不搭后语；而"不可发汗"后又说"宜桂枝二越婢一汤"，真是自相矛盾。

李培生教授主编的《高等中医院校教学参考丛书·伤寒论》对此是这样论述的：

"本条文字过简，述证欠明，不易理解，故成无已氏不注此条。后世不少注家以本条为桂枝二越婢一汤一证随文作解……均把'脉微弱者，此无阳也'与宜桂枝二越婢一汤联为一证作论，以致谬误百出。惟有章氏（按：章楠），不落前人窠臼，从古汉语兜转笔法……把本条分为二段注解，一为表邪兼里热轻证，一为无阳者不可发汗之禁，将仲景本意，跃然纸上，千载之惑，得一确解矣。"

李氏并又引章楠语云：

“此条经文，宜作两截看，宜桂枝二越婢一汤句，是接‘热多寒少’句来，今为煞句，是汉文兜转法也。若脉微弱者，此无阳也，何得再行发汗？仲景所以禁示人曰，不可发汗，宜作煞句读。经文了了，毫无纷论矣。”

关庆增、陆云平主编的《伤寒论古今研究》对本条之“讨论”观点近似：

“多数注家是顺文释义……谬误百出……另一种态度以柯琴为代表，认为顺文解释似有许多不妥之处，因此疑有脱文阙疑。直至1835年，章楠《医门棒喝》刊行于世，才破千载之惑，指出本条‘是汉文兜转法也’，从此对本条的认识为之一新。”

李培生教授主编的《高等医药院校教材·伤寒论讲义》（即五版教材）、柯雪帆教授主编的《普通高等教育中医药类规划教材·伤寒论选读》（即六版教材）均从章氏之说，认为本条采用倒装句法（文法）。

查章楠《医门棒喝》二集即《伤寒论本旨》，本条之注文并未将条文“作两截看”，仍属“顺文释义”，章氏说：

“脉微弱者，津气虚也。韵伯柯氏言此方讹误，既已无阳，岂可再用麻黄石膏以亡阳乎？然论中每言无阳，多指阳津阴液而言。如上条（按：《伤寒论本旨》中上一条是《辨脉法》中‘脉浮而迟，面热赤而战惕者，六七日当汗出而解。反发热者，差迟，迟为无阳，不能作汗，其身必痒也。’）云：无阳不能作汗。是指胃脘之阳也。若元阳已无，岂反有热多寒少之症乎？盖邪在营卫，必得汗而解。卫为阳，营为阴。脾为营之源，胃为卫之本。胃阳虚，则津少，故佐石膏之辛凉而甘者，生津化汗，此即大青龙汤变为轻小之法，重在于和，故用桂枝汤二分越婢汤一分也。《外台》方名越脾，此名婢者，传写之误也。经曰：脾主为胃行津液者也，以其辛甘发越脾气为胃行其津液，使阳气布而津液输，自然化汗而邪解也。凡津液不足者，皆宜用辛，发越阳气，故经曰：肾主燥，急食辛以润之也。此方功用在化气以生津，故与大青龙汤相类而有轻与重、发与和之不同。"[①]

而《高等中医院校教学参考丛书·伤寒论》及《伤寒论古今研究》所引者实非章氏语，应为此书之眉批。

我们姑且不论这段自认为能使"经文了了，毫无纷论"，也被后世著名专家视为"破千载之惑"的议论的作者究竟为谁[②]，我以为这种"汉文兜转法"（即现代人所谓倒装句法）说其实是根本讲不通的。当然，过去那种顺文释义更是牵强附会，读不通的。

先说顺文释义者，以真正的章氏之论为例。

章氏将"无阳"释为"胃阳虚，则津少"，故不可发汗。因为认为《伤寒论》用石膏是"辛凉而甘者，生津化汗"，另一方面用麻黄、桂枝等"辛甘发越脾气为胃行其津液，使阳气布而津液输，自然化汗而邪解也"，故桂枝二越婢一汤"与大青龙汤相类而有轻与重、发与和之不同"。毫无疑问，章氏之论是煞费苦心的，看似颇能自圆其说，实则牵强附会，不堪一驳！

---

①《增批评点伤寒论本旨》，章虚谷编注，王孟英评点，绍兴墨润堂书苑民国18年发行。这段注文见卷二《太阳下篇风寒互伤营卫并兼邪挟虚证治》。

② 该书扉页标明"王孟英评点"，这一眉批或为王孟英所作。

首先，假设章氏所论石膏、麻黄、桂枝等的用法成立，但这种用法在《伤寒论》中再也找不到第二例，这就让人有一些怀疑了。

第二，假设章氏所论桂枝二越婢一汤的作用成立，且与大青龙汤相类，只是“轻与重、发与和之不同”，那么人们必然会追问:《伤寒论》何不直接用小剂量的大青龙汤，或者是小剂量的越婢汤呢?

第三,《伤寒论》中桂枝麻黄各半汤证、桂枝二麻黄一汤证、桂枝二越婢一汤证三个方证的条文临近排列，而且显而易见的是《伤寒论》在组方上都用桂枝汤与麻黄汤或越婢汤合方，所以这三条条文及方证必有内在联系。即便章氏论 27 条正确，但我们确实看不出其论与另两个方证有何关联，故其结论不能不令人生疑。

将这三点结合起来看，我们确实无法接受章氏的论断。

再看“汉文兜转法”说，即现代注家说的倒装句法。

这种说法，看似高明，实际上只是回避了问题，仍然是不堪一驳的。

首先，为何《伤寒论》的作者要在桂枝二越婢一汤证的条文中插入“脉微弱者，此无阳也，不可发汗”这样一句不相干的话?是不是有些莫名其妙?这一插入语，简直可以插到任何的地方，但是作者终究只是插在了 27 条里，这能说得通吗?

第二，即便“汉文兜转法”说能成立，这一条文也能读得通，但是仍然不能解释的是这一条文及方证与宋本 23、25 条即桂枝麻黄各半汤证、桂枝二麻黄一汤证有何关联!

所以，倒装句法我以为依然是牵强附会，不可采信的。

实际上，我们读一读康平本，并且联系宋本23、25条（康平本25、26条）；另外还要理解桂枝汤既是发汗剂也是补益剂；理解麻黄汤与大青龙汤的关系，如此认认真真地思索一番，则本条还是可以读通的。

康平本28条无“此无阳也”一语，“不可发汗”作“不可大发汗”。患者一方面“发热恶寒，热多寒少”，另一方面“脉微弱”，与桂枝麻黄各半汤证、桂枝二麻黄一汤证一样，都属正虚邪实证，故一面要扶正，另一面“不可大发汗”，只能小发汗，所以用桂枝二越婢一汤。

以上就大体而言，再说细微处中几个疑难点。

第一，宋本23条“如疟状，发热恶寒，热多寒少”，本条“发热恶寒，热多寒少”，《伤寒论》特意提出“热多寒少”，说明什么？为什么都是“热多寒少”，却一用麻黄汤，一用越婢汤？

第二，越婢汤在《金匮要略》中主治风水，而宋本27条与风水毫无关系，为何《伤寒论》在此选用越婢汤？

第三，桂枝麻黄各半汤用桂枝汤三分之一量，麻黄汤三分之一量；桂枝二麻黄一汤用桂枝汤十二分之五量，麻黄汤用九分之二量；桂枝二越婢一汤用桂枝汤四分之一量，越婢汤八分之一量。假定桂枝麻黄各半汤用桂枝汤量为1，用麻黄汤量亦为1；则桂枝二麻黄一汤用桂枝汤量为1.25，用麻黄汤量约为0.67；桂枝二越婢一汤用桂枝汤量为0.75，用越婢汤量与麻黄汤量的比值为0.38。桂枝二麻黄一汤与桂枝二越婢一汤名称相似，照理两方应该都用相同份额的桂枝汤，相同份额的麻黄汤或越婢汤。但实际上，不难发现桂枝二越婢一汤的用量仅为桂枝二麻黄一汤的一半。这又是为什么？

下面将回答这些问题，只是要稍微兜一个圈子，从麻黄汤与大青龙汤的关系说起。

一般认为麻黄汤与大青龙汤是不同的，但是我认为两方在一定情况下实际上是等效的。

人们都知道麻黄汤主治太阳伤寒，其中最脍炙人口的条文是宋本35条（康平本相应条文为第35条，系原文）：“太阳病，头痛发热，身疼腰痛，骨节疼痛，恶风无汗而喘者，麻黄汤主之。”这自然是麻黄汤的典型主治，但其实还有不那么典型的，如宋本46条是这么说：“太阳病，脉浮紧，无汗发热，身疼痛，八九日不解，表证仍在，此当发其汗。服药已微除，其人发烦目瞑，剧者必衄，衄乃解。所以然者，阳气重故也。麻黄汤主之。”此条康平本之相应条文为第46条，系原文，其文则作：“大阳病，脉浮紧，无汗发热，身疼痛，八九日不解，表证仍在（嵌注：此当发其汗，服药已，微除也），其人发烦，目瞑，剧者必衄（傍注：衄乃愈），所以然者，阳气重故也，麻黄汤主之。”

此条讲的是太阳伤寒，病已八九日，而脉浮紧、无汗、身疼痛等典型表现依然存在，但只有发热（条文中未提恶寒），并且出现了发烦、目瞑，甚至衄血的新症状，这是因为阳气重的缘故，仍然用麻黄汤治疗。

这里需对此条的病理机转做些解释。太阳伤寒，为机体调动自身的抗病能力与风寒病邪抗争之证。患者病已八九日，而症情不减，于是机体进一步调动自身的抗病能力，此即所谓“阳气重”，然而病情并不缓解，却因为正气过亢（“过亢”其实是相对的，总体看正气还是虚的，下同），反使患者出现了发热明显，无恶寒或恶寒不显著，发烦、目瞑，甚至衄血的表现。这种新情况该如何论治呢？

此条《伤寒论》仍用麻黄汤治疗，这是因势利导之法。患者“阳气重”，这是人体为了发越风寒之邪而加紧调动自身的抗病能力，虽然已经表现出过亢之势了，医者依然可以用桂枝扶助阳气，用麻黄、桂枝发汗解表、驱散风寒，即仍用麻黄汤。这是本条的思路。

再看一条不典型的，即宋本第 38 条（康平本相应条文为第 38 条，系原文）：“太（康平本作‘大’）阳中风，脉浮紧，发热恶寒，身疼痛，不汗出而烦躁者，大青龙汤主之。”这段文字因为前作“太阳中风”，后接“脉浮紧……”，让人费解，也是千古疑案。这里不论此一难题，我们单看脉症，显然与宋本 46 条有相似之处：都属麻黄汤证，也出现了烦躁之症。只是宋本 46 条仍用麻黄汤，宋本 38 条则用大青龙汤。

大青龙汤由麻黄六两、桂枝二两、甘草二两、杏仁四十枚、生姜三两、大枣十枚、石膏如鸡子大组成。麻黄汤则由麻黄三两、桂枝二两、甘草一两、杏仁七十个组成。不妨比较一下两方的组成。

桂枝、甘草两方一致。

杏仁虽有差异，但此药无足轻重，可勿论矣。

大青龙汤较麻黄汤多生姜、大枣。这两味药既有发散风寒作用，又有补益正气功能，但毕竟不是主药，而且是轻浅之品，亦可不论。

给人感觉具有显著差异的是麻黄剂量与石膏一味。

麻黄，大青龙汤较麻黄汤剂量增加一倍，是《伤寒论》用麻黄诸方中麻黄剂量最大者。

石膏，大青龙汤中有，麻黄汤中无。但石膏只用鸡子大，柯雪帆教授曾经做过实测，为 56g。据其研究，东汉一两相当于今 15.625g，故大青龙汤中的石膏可算是《伤寒》《金匮》用石膏诸方中剂量最小一等者。（按：除竹皮大丸是丸剂，缺乏可比性外，汤剂中《伤寒》《金匮》用石膏剂量可分大、中、小三等。大者用一斤，如白虎汤；中等者用半斤，如越婢汤；小者用二三两，或如鸡子大，如大青龙汤、小青龙加石膏汤。麻黄升麻汤用石膏六铢，因其条文为准原文，这里不论。桂枝二越婢一汤用石膏二十四铢，这正是本节所需讨论者，故暂时不论。）

这一个最大，一个最小，说明什么问题？

宋本 46 条“阳气重”，属正气过亢，进一步发展其实就是阳明病，该用白虎汤（或白虎加人参汤）了。但表证未解，不可用白虎汤，故因势利导，依然用麻黄汤治疗。

宋本 38 条，其实一样是正气过亢，故而一方面仍然因势利导，加重麻黄剂量以促使发汗散寒解表，另用桂枝、甘草、生姜、大枣扶正，但又怕麻黄剂量过重，虽有正面的效应，却也可能出现发越阳气的副作用，故加小剂量的石膏监制。另外，病情本就在阳明的边界上，这也可能是用小剂量石膏的另一层原因。

正是因为这一个最大，一个最小，我认为实际上，在太阳伤寒正气过亢阶段，《伤寒论》中出现过两个处方，即麻黄汤与大青龙汤。两方其实是等效的。对此，我们可以有两种理解方式。第一，假定这两条条文出自同一位“原始作者”，则我们后学应该从一个临床医生的角度对他抱有同情的理解。在太阳伤寒正气过亢这样一个太阳与阳明的临界状态，他既有仍用麻黄汤的想法，又有再出大青龙汤的考虑，看来不免“骑墙”，实际是一个普通人的正常心态，也是他作为一个极高明医生的正常思维。第二，假定这两条条文出自不同的“原始作者”，那就更好理解了。既然是不同的人，思维自然会有差异，因而一人考虑用大青龙汤，另一人则选用麻黄汤。

现在我们再回到前面三个疑难问题上。

宋本 23 条“如疟状，发热恶寒，热多寒少”，本条“发热恶寒，热多寒少”，“热多寒少”四字反映出两证都有正气过亢的一面。请注意，这里所谓正气过亢，是指机体调动自身抗病能力过度，引起的过度抗病反应。而 23、27 条两证本身都还有虚的一面。

按照我前面论证的，在太阳伤寒正气过亢阶段，麻黄汤与大青龙汤是等效的。那么，23、27 条除用桂枝汤补虚外，还应当用麻黄汤或大青龙汤进行治疗。23 条的确用了麻黄汤，但何以 27 条用的不是大青龙汤，而是越婢汤呢?

越婢汤在《金匮要略》中主治风水，如果我们从风水的角度去理解《伤寒论》用此方的思路，将永远都不得解。因为，

27 条确实与风水无丝毫关系。

所以，我们要换一种思路去考量一下。

不妨尝试一下，按《伤寒论》的规则，把大青龙汤代替越婢汤放到 27 条中去。即桂枝汤取四分之一（桂枝、芍药、生姜各十八铢，甘草十二铢，大枣三枚)，越婢汤换成大青龙汤取八分之一（麻黄十八铢，桂枝六铢，生姜九铢，甘草六铢，杏仁五枚，石膏十铢四分之三，大枣一枚四分之一，弃之)。这样我们得到一张"桂枝二大青龙一汤"：桂枝一两，麻黄、芍药、甘草各十八铢，生姜一两三铢，大枣四枚，杏仁五枚，石膏十铢四分之三。一望可知，其他药物剂量相对匀称，而石膏的剂量实在太小，仅仅 7g。

我们尝试着还原制方者当时的思路：能不能换一首方剂，与大青龙汤最接近，取八分之一后石膏的剂量又能比较恰当？

《伤寒》《金匮》既用麻黄，又用石膏的方剂，除越婢汤外还有：越婢加术汤、越婢加半夏汤、小青龙加石膏汤、续命汤、厚朴麻黄汤、文蛤汤。(麻杏石甘汤、麻黄升麻汤之条文在康平本为准原文，故不论。即便算上，显然也都比不上越婢汤与大青龙汤相似。）在此范围内，毫无疑问还是越婢汤与大青龙汤最近似，而且取八分之一后，石膏为 15.625g，与其他药物相比较，还属恰当。

也就是说，本该用大青龙汤，但是真用大青龙汤还着实不行，不得已换用了越婢汤。虽大青龙汤与越婢汤方义并不一样，但越婢汤代替大青龙汤进入合方后，反而更合适。

最后，我们来回答为什么桂枝二麻黄汤一汤与桂枝二越婢一汤名称相似，可是桂枝二越婢一汤的用量却远小于桂枝二麻黄一汤？

答案很简单：因为“脉微弱者，不可大发汗”。

桂枝麻黄各半汤、桂枝二麻黄一汤、桂枝二越婢一汤三证，一比一个虚。桂枝麻黄各半汤证之虚由“如疟状”可知，桂枝二麻黄一汤证之虚由“大汗出”“形如疟”可知，桂枝二越婢一汤证之虚由“脉微弱”可知。显然“大汗出”“形如疟”较“如疟状”更虚，而“脉微弱”较“大汗出”“形如疟”更虚。

因为桂枝二麻黄一汤证较桂枝麻黄各半汤证更虚，所以桂枝汤用得多一些，而麻黄汤用得少一些。因为桂枝二越婢一汤证最虚，其“脉微弱”，所以制方者极为谨慎，整张处方剂量极少，只是前两方的一半，而且相对地桂枝汤要用得多一些，越婢汤要用得少一些。

请读者设身处地为这三首方剂的制方者想一想，患者一方面正气不足明显，另一方面不足的正气又被机体动员起来与邪抗争，引起过度的抗病反应，这种尴尬局面，如何处方遣药？这位制方者无论是对剂量的把握，还是对于组成合方的两张方剂的挑选以及配比的把握，特别是他用越婢汤来代替大青龙汤，都是无可挑剔的，真是善于“螺蛳壳里做道场”！我愿称誉他为古代中医中高明的“精算师”！①

---

① 假定宋本38、46条各有其作者，则23、25、27条的作者应与38条作者为同一人。假定38、46条是同一作者，那与23、25、27条的作者也是同一人。这足以说明临证之难，尽管这位《伤寒论》的“原始作者”已达到极高的境界，可是仍不免有拿不准，试探用方的时候。

接下来，再讨论宋本第28条。

本条又是一条疑难条文。疑难点在于，既然“头项强痛，翕翕发热，无汗”，何以去桂枝而不用？故《医宗金鉴》认为，本方证“去桂”当为“去芍药”。陆渊雷《伤寒论今释》引吉益猷《观证辨疑》及尾台榕堂《方伎杂志》俱从此说，陆氏亦颇赞同。然此毕竟为推测之辞，并无确据。

刘渡舟教授《伤寒论诠解》云：

“本条开首即言‘服桂枝汤，或下之’，可知前医认为‘头项强痛，翕翕发热’为桂枝汤可汗症，而或以‘心下满，微痛’为可下症。然汗下后，前述诸症仍在，并未取效，其故为何？乃因他们不知‘小便不利’是辨证的关键所在。小便不利为气化不利、水邪内停的反映。太阳之气的气化作用与水液代谢的关系很密切，水邪内留，必然影响太阳腑气不利，气化失司，而使小便不利。若水邪郁遏太阳经中之阳气，可见经脉不利的头项强痛和翕翕发热之症，似表证而实非表证。若水邪凝结，影响里气不和，可见心下满、微痛之证，似里实而实非里实。故汗下两法均非所宜。用桂枝汤去桂枝加茯苓、白术，健脾利尿以祛水邪，使太阳经腑之气不郁，则本证可愈。

“桂枝去桂加茯苓白术汤方后注云‘小便利则愈’，说明本方作用不是发汗而是通利小便，无需桂枝走表以解肌，故当去之。有人说，既然不发汗而专利小便，何不用五苓散呢？五苓散方后注云：‘多饮暖水，汗出愈。’其见小便不利、微热消渴、脉浮之症，治取发汗以利水的方法，乃外窍得通，则里窍自利，为表里两解之法。而本方则仅仅利水而已，里窍通，水邪去，则经脉自和，是利水以和外之法。唐容川说：‘五苓散是太阳之气不外达，故用桂枝，以宣太阳之气，气外达则水自下行，而小便利矣。此方是太阳之水不下行，故去桂枝，重加苓术，以行太阳之水，水下行，则气自外达，而头痛发热等症，自然解散。无汗者，必微汗而愈矣。然则五苓散重在桂枝以发汗，发汗即所以利水也；此方重在苓术以利水，利水即所以发汗也。实知水能化气，气能行水之故，所以左宜右有。’唐氏的论述可谓深得此方治疗之旨。”

他又曾撰《谈谈苓芍术甘汤的发现及其治疗意义》一文，认为《伤寒论》有苓桂术甘汤，而无苓芍术甘汤，即有通阳法而无和阴法，这似乎有所偏颇。仲景的桂枝汤加减法，有加芍药者，有去芍药者；有加桂枝者，若无去桂枝者，似乎也不符合阴阳兼顾的规律。事实上，仲景确有桂枝汤去桂枝者，也确有苓芍术甘汤，即本条之桂枝去桂加茯苓白术汤。

刘氏的观点颇给人以启发，然又难免有主题先行之嫌。我觉得最大的问题在于，认为本条的病机是水邪郁遏阳气，经刘氏阐述自能圆满，然即便真如此，也没必要去桂枝啊？桂枝通阳化气，保留下来不也蛮好吗？

陆渊雷曾批评方有执、钱潢等认为葛根汤“是麻黄汤加葛根”的观点，认为“此乃读书作文，习见骈耦两扇之观念……不知疾病不如是整齐也”，移用于此，是不是恰当，请读者自己考虑。

相比之下，我认为李心机教授《伤寒论通释》对本条有较好诠释。他说：

“本条原文是记叙仲景对本证的治疗过程，它反映的是仲景的临床思路……具有医案性质，是治疗过程的如实记录。文中用一个‘或’字和一个‘仍’字，勾勒出本病的治疗全过程，清楚地表述了治疗的先后顺序，并对治疗前后的症状进行了对比。方后注中的‘小便利则愈’，是……治疗后的病情变化，包含有讨论和总结病情之意。

“从本条文字表述形式看，整个治疗过程既有正确的治疗，也有误诊或误治。仲景对疾病的诊断和治疗过程也是一个不断修正诊断、调整治法，不断总结经验、教训的过程。从条文中‘仍头项强痛，翕翕发热，无汗，心下满、微痛，小便不利’中的‘仍’字，可以看出，这些症状在服桂枝汤之前就已经存在。那么，是否说服桂枝汤之前与服桂枝汤之后的两组症状完全相同呢？实际上是有本质区别的。本条所述之证为什么一开始仲景治以桂枝汤？难道仅仅是因为‘头项强痛’和‘翕翕发热’这组症状吗？如果与第12条相对照，从中我们可以领悟，本条在服用桂枝汤之前，有一个具有特别意义的、极为重要的症状，这就是‘恶寒’。

“恶寒在《伤寒论》中，对诊断表证具有决定性的意义。对本条来说，正是因为‘恶寒’这个极重要的症状被忽略，才导致了八百多年来的无端纷争，以致谬误流传。本条端首明言，服桂枝汤……没有‘恶寒’这一症状，这不是偶然的或仲景的疏漏，而是因为服用桂枝汤之后表证已解，恶寒症状已经消失了。

“由此可见，本条所述，初始服用桂枝汤之前的证，既有发热、恶寒、头项强痛的表证，又有心下满、微痛，小便不利之里证，这是一个太阳中风兼心下有水气之证。按本论所遵循的原则，表兼里实者，当先解表，后攻里，解表宜桂枝汤。本条所述，服桂枝汤之后，不再恶寒，说明表证已解，此时之证当属‘表解里未和’。而‘心下满、微痛，小便不利’虽属里证，但属于什么性质最初尚不甚清晰。按先解表后攻里的原则，因症见‘心下满、微痛’而用下法，但下后诸症仍在，说明治不得法，属于误治……调整思路，认识到此时之证是水饮内停。服桂枝汤以后，已不再恶寒，说明其表已解；而其仍‘头项强痛，翕翕发热’则已不属表邪所为，而是水饮阻遏，气机失调所致。……

“水饮内停，心下有水气，气机不利，故心下满、微痛；水不化气，故小便不利；水饮凝结，阳气郁遏，故症见翕翕发热；阳郁不达，津凝不布，经脉失养不和，故头项强痛。对此，仲景在此前所运用的桂枝汤的基础上进行药物调整，加减斟酌，去解肌发汗之桂枝，加用主治心下结痛、利小便、开胸腑的茯苓（见《神农本草经》《名医别录》）和消痰水、除心下急满之白术（见《名医别录》），服汤后，小便得利，水饮去则病愈。”

李氏之解析颇能自圆其说，然在我头脑中挥之不去的问题是:《伤寒论》于本条去桂枝，但是不是一定要去桂枝呢？思之再三，我认为不一定必去桂枝。因为，此条是根据当时患者的实际情况而加减用药的，因患者表证解除，故去桂枝。这当然是制方者处方用药的一丝不苟。然桂枝不仅解表，而且通阳，后人临证多有广络原野以冀幸中的心态，而缺乏精益求精的精神，如此则不去桂枝亦无不可。

伤寒脉浮，自汗出，小便数，心烦，微恶寒，脚挛急，反与桂枝，欲攻其表，此误也，得之便厥。咽中干，烦躁，吐逆者，作甘草干姜汤与之，以复其阳。若厥愈足温者，更作芍药甘草汤与之，其脚即伸。若胃气不和，谵语者，少与调胃承气汤。若重发汗，复加烧针者，四逆汤主之。方十六。

甘草干姜汤方

甘草四两，炙 干姜二两

上二味，以水三升，煮取一升五合，去滓，分温再服。

芍药甘草汤方

白芍药 甘草各四两，炙

上二味，以水三升，煮取一升五合，去滓，分温再服。

调胃承气汤方

大黄四两，去皮，清酒洗 甘草二两，炙 芒硝半升

上三味，以水三升，煮取一升，去滓，内芒硝，更上火微煮令沸，少少温服之。

四逆汤方

甘草二两，炙 干姜一两半 附子一枚，生用，去皮，破八片

上三味，以水三升，煮取一升二合，去滓，分温再服。强人可大附子一枚，干姜三两。（宋本第29条）

伤寒脉浮，自汗出，小便数，心烦，微恶寒，脚挛急，反

与桂枝汤（嵌注：欲攻其表，此误也），得之便厥，咽中干燥，吐逆者，作甘草干姜汤与之（傍注：以复其阳）。若厥愈足温者，更作芍药甘草汤与之。若胃气不和，谵语者，小与调胃承气汤。若重发汗，复加烧针得之者，回逆汤主之。

甘草干姜汤方

甘草炙，四两　干姜二两

上二味，以水三升，煮取一升五合，去滓，分温再服。（康平本第29条·原文）

宋本第29条见症与20条“太阳病，发汗，遂漏不止，其人恶风，小便难，四肢微急，难以屈伸者，桂枝加附子汤主之”颇为相似。所不同者，20条系发汗太过所致，本条则为患者素体亏虚，外感风寒后更为阳虚阴伤。《医宗金鉴》认为应用桂枝增桂加附子汤治疗“以温经止汗”。丹波元坚《伤寒论述义》则认为是小建中汤所主也。两说均有道理，不过一说偏于阳，一说偏于阴而已。

宋本有“反与桂枝，欲攻其表，此误也”语，然按我理解，《伤寒论》对桂枝汤不当有“攻表”之评价。康平本“欲攻其表，此误也”七字正为“嵌注”，显然这不是原义。当然，此证用桂枝汤确实不妥，误用桂枝汤“得之便厥，咽中干燥，吐逆”。《伤寒论》先用甘草干姜汤复阳气并利咽止呕；阳气复后，继用芍药甘草汤滋阴液而缓急；若阳复太过，则胃中燥热，因而谵语，可稍稍与调胃承气汤清热。

山田正珍《伤寒论集成》云：“自‘胃气不和’以下，至

'四逆汤主之'，盖他条错乱而入者，删之可也。何以知之？从以上序症，至'脚挛急'止，而不及'胃气不和'等事已。"陆渊雷《伤寒论今释》对此有所评论："凡阴证叠用干姜附子，阳回之后，往往转为胃燥，此非干姜附子之过，乃《内经》所谓中阴溜府，为阴证获愈之一种出路。胃燥，故用调胃承气汤。谵语本是神识昏蒙之脑病，在热病经过中，往往因胃不和而发……然则调胃承气一段，当是原文，不可删。"

山田氏之分析，言之有理；陆氏之见解，也是有道理的。从宋本第30条（康平本其相应条文为第30条，系追文）谈及甘草干姜汤、芍药甘草汤、承气汤，而未提及四逆汤（康平本作"回逆汤"）来看，则陆氏观点成立的可能性更大一些。

但对于调胃承气汤，于所谓的"中阴溜府"，还是应慎重些，尽管条文已用"小与"二字。

董廷瑶先生云："中阴溜府"是病由阴转阳，起死回生，故虽大便不解而与病无妨，即欲下之，必须顾其元气，轻者用半硫丸，重者用黄龙汤，切不可孟浪行事。并举一案例：

1962年曾治一喘证患者，肾不纳气，病情危重，经先后用济生肾气丸、黑锡丹、真武汤治疗，喘息平定，由阴转阳。但患者出现便结五天，要求灌肠，值班医护人员即予盐水灌肠，不料突起变化终至死亡（董廷瑶《幼科刍言》）。录之仅供参考。

问曰：证象阳旦，按法治之而增剧，厥逆，咽中干，两胫拘急而谵语。师曰：言夜半手足当温，两脚当伸。后如师言，何以知此？答曰：寸口脉浮而大，浮为风，大为虚。风则生微热，虚则两胫挛。病形象桂枝，因加附子参其间，增桂令汗出，附子温经，亡阳故也。厥逆，咽中干，烦躁，阳明内结，谵语烦乱，更饮甘草干姜汤，夜半阳气还，两足当热；胫尚微拘急，重与芍药甘草汤，尔乃胫伸；以承气汤微溏，则止其谵语，故知病可愈。（宋本第30条）

问曰：证象阳旦，按法治之，而增剧，厥逆，咽中干燥，两胫拘急而谵语。师曰：言夜半手足当温，两脚当伸。后如师言，何以知之？答曰：寸口脉浮而大，浮为风，大为虚。风则生微热，虚则两胫挛，病形象桂枝，因加附子参其间，增桂令汗出，附子温经，亡阳故也。厥逆，咽中干，烦躁，阳明内结，谵语烦乱，更饮甘草干姜汤，夜半阳气还，两足当热；胫尚微拘急，重与芍药甘草汤，尔乃胫伸；以承气汤微溏，则止其谵语，故知病可愈。（康平本第30条·追文）

宋本第30条，山田正珍《伤寒论集成》引刘栋言曰："上条之注文，后人之言也。"又引中西惟忠言："此疑非仲景之言也。或后人追论之言，谬入本文也。大抵以问答者皆然，不可从矣。"他自己亦认为："凡论中设问答而言之者，皆叔和所附托，非仲景氏之言。何以知之？以其言繁衍丛脞，而与本论所说大相乖戾也尔。"

丹波元坚《伤寒论述义》引尤在泾语："中间语意，殊无伦次，此岂后人之文耶。"又引舒驰远语："此条说出许多无益之语，何所用之，吾不能曲为之解也。”并说两氏“并本于柯氏之删也。”

陆渊雷《伤寒论今释》亦认为此条不可从。

此条在康平本为追文，确为后人记叙。

第二章

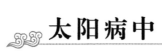

太阳病中

辨太阳病脉症并治中第六（宋本）
辨大阳病（康平本）

太阳病，项背强几几，无汗恶风，葛根汤主之。方一。

葛根四两 麻黄三两，去节 桂枝二两，去皮 生姜三两，切 甘草二两，炙 芍药二两 大枣十二枚，擘

上七味，以水一斗，先煮麻黄、葛根，减二升，去白沫，内诸药，煮取三升，去滓，温服一升，覆取微似汗，余如桂枝法将息及禁忌。诸汤皆仿此。（宋本第 31 条）

太阳病，项背强几几，无汗恶风，葛根汤主之。

葛根四两 麻黄去节，三两 桂枝去皮，二两 生姜切，三两 甘草二两 芍药二两 大枣擘，十二枚

上七味，以水一斗，先煮麻黄、葛根，减二升，去白沫，内诸药，煮取三升，去滓，温服一升，覆取似汗，余如桂枝法将息及禁忌（嵌注：诸汤药皆仿之）。（康平本第 31 条 · 原文）

本条当与宋本第 14 条合看。彼为“太阳病，项背强几几，反汗出恶风者，桂枝加葛根汤主之”，此则“太阳病，项背强几几，无汗恶风，葛根汤主之”，从临床表现看两者差异主要在有无汗出。因汗出彼用桂枝加葛根汤，此则无汗却不用麻黄加葛

根汤，而用桂枝汤加麻黄、葛根。这又是何缘故呢？

我想，若创制麻黄加葛根汤，恐也不为错，临证当亦有疗效。《云岐子保命集》卷上即有麻黄加葛根汤，此方由麻黄、杏仁、桂枝、甘草、葛根组成，主治太阳表病，风湿相搏，荣卫俱病，一身尽疼，表气不和。然《伤寒论》之所以不用麻黄加葛根汤，而于桂枝汤中加麻黄、葛根，恐因“项背强几几”而借重于桂枝汤中缓急疏筋之芍药也。

又，葛根汤系桂枝汤中加麻黄、葛根，故比麻黄汤而缓，比桂枝汤而峻，虽《伤寒论》以“项背强几几”为主要治疗目标，临证却不必拘泥，其运用的机会应比麻黄汤更广泛些。在杂病中，我常用葛根汤于颈椎病头晕、手麻的治疗，疗效颇佳。

太阳与阳明合病者，必自下利，葛根汤主之。方二。用前第一方。一云，用后第四方。（宋本第32条）

大阳与阳明合病者，必自下利，葛根汤主之。（康平本第32条·原文）

太阳与阳明合病，不下利，但呕者，葛根加半夏汤主之。方三。

葛根四两　麻黄三两，去节　甘草二两，炙　芍药二两　桂枝二两，去皮　生姜二两，切　半夏半升，洗　大枣十二枚，擘

上八味，以水一斗，先煮葛根、麻黄，减二升，去白沫，内诸药，煮取三升，去滓，温服一升。覆取微似汗。（宋本第33条）

大阳与阳明合病，不下利，但呕者，葛根加半夏汤主之。

葛根四两　麻黄去节，三两　甘草炙，二两　芍药二两　桂枝去皮，二两　生姜切，二两　半夏洗，半升　大枣擘，十二枚

上八味，以水一斗，先煮葛根、麻黄，减二升，去白沫，内诸药，煮取三升，去滓，温服一升。覆取微似汗。（康平本第33条·原文）

32条云："太（大）阳与阳明合病者，必自下利，葛根汤主之。"此处合病，是太阳与阳明同时发病。太阳病用葛根汤，如31条，这不难理解。但阳明病，何以亦用葛根汤？

古今注家中，有的认为此阳明当为阳明热证，有的则认为此阳明只是指部位而言，其真正所指就是下利。

先讨论后一种理解。古人中如徐灵胎《伤寒论类方》云："合病全在下利一症上审出，盖风邪入胃则下利矣。"今人尤多持这一种理解。

如陆渊雷《伤寒论今释》云："旧注皆谓有太阳证，又有阳明证者，为太阳阳明合病。今验之方药，葛根汤但治太阳证兼下利者，若有阳明证，辄不效。"

柯雪帆教授主编《普通高等教育中医药类规划教材·伤寒论选读》云："太阳阳明合病者，是指既有发热恶寒，头项强痛，无汗，脉浮紧的表证，又有下利或呕吐的里证……自下利，说明非误治所致，而是太阳之邪不得外解，内迫阳明，使肠道传导失职所致。"

熊曼琪教授主编《中医药学高级丛书·伤寒论》云："太阳伤寒证，如果同时下利，则病涉阳明肠胃，故称太阳阳明合病。

究下利之成因，无非风寒之邪束于肌表，不得外解，而内迫大肠致传导太过所致。"

我以为这种理解是错误的。何以知之？因其不合逻辑。按陆氏、柯氏、熊氏之说法，太阳阳明合病就是太阳病兼下利，故用葛根汤，那么请问接下来的33条"太（大）阳与阳明合病，不下利，但呕者"，该如何理解呢？

首先，33条明确说"不下利"。如按他们的逻辑，那就是呕也属阳明，姑且认为是对的吧，那就应该用葛根汤去葛根，再加半夏，而不是《伤寒论》的葛根加半夏汤了！

所以，"太（大）阳与阳明合病"的"阳明"实指阳明热证而言，而不是什么代表部位而已。当然，要明白这个道理，还需对葛根的性能有所了解。而正是因为不能真正了解葛根的性能，所以前述注家对条文的理解发生了偏差。

《本经》云："葛根，味甘平。主消渴，身大热，呕吐，诸痹，起阴气，解诸毒。葛谷主下利。"（按：葛谷为葛根的种子。）《名医别录》云：葛根"治伤寒中风头痛，解肌发表，出汗，开腠理"，"生根汁大寒，治消渴，伤寒壮热"。

由此可知，葛根一方面能解表发汗，另一方面能大清里热。故31条之葛根汤，《伤寒论》用葛根取解表发汗之功，而同时利用其能治疗项背强几几的特殊功效，施于太阳伤寒。32条之葛根汤，则用葛根取其清阳明里热之功，而同时取其能治疗各种泄泻的特殊功效，用于太阳阳明合病现表寒里热诸症，又以下利为突出症状者。33条之葛根加半夏汤，用葛根则取其清阳明里热之功，而同时取其能治疗呕吐的特殊功效，用于太阳阳明合病现表寒里热诸症，无下利，而以呕吐为突出症状者。

中药的功效与主治往往是多方面的，故由多味中药组成的方剂的功效与主治也往往是多方面的。若只知其一不知其二，或者用平面的思维去思考问题，则多不能得其正解。

太阳病，桂枝证，医反下之，利遂不止，脉促者，表未解也，喘而汗出者，葛根黄芩黄连汤主之。方四。促，一作纵。

葛根半斤　甘草二两，炙　黄芩三两　黄连三两

上四味，以水八升，先煮葛根，减二升，内诸药，煮取二升，去滓，分温再服。（宋本第 34 条）

太阳病，桂枝证，医反下之，利遂不止（傍注：脉促者，表未解也），喘而汗出者，葛根黄芩黄连汤主之。

葛根半斤　甘草炙，二两　黄芩三两　黄连三两

上四味，以水八升，先煮葛根，减二升，内诸药，煮取二升，去滓，分温再服。（康平本第 34 条・原文）

宋本第 34 条与康平本第 34 条相应，其“脉促者，表未解也”句，在康平本为傍注。

本为桂枝汤证，便有不足的一面，医反下之，更见虚弱，其症下利不止，属清阳下陷，《伤寒论》用大剂量葛根升阳举陷而治之（请注意，葛根汤中葛根只用四两，本方用半斤）。另一方面正气虚而邪更盛，里热炽辄喘而汗出，故又以葛根、黄芩、黄连清泻里热，由此而创制葛根芩连汤。在这里，葛根、黄芩、黄连类似石膏、知母的作用。那为何不直接用石膏、知母呢？

因为石膏、知母不宜于下利。

原文明言“医反下之，利遂不止”，故此利当为虚无疑。但不少注家认为此利为里热，如李培生教授主编的《高等医药院校教材·伤寒论讲义》、柯雪帆教授主编的《普通高等教育中医药类规划教材·伤寒论》、刘渡舟教授《伤寒论诠解》等，不免牵强。

太阳病，头痛发热，身疼腰痛，骨节疼痛，恶风无汗而喘者，麻黄汤主之。方五。

麻黄三两，去节　桂枝二两，去皮　甘草一两，炙　杏仁七十个，去皮尖

上四味，以水九升，先煮麻黄，减二升，去上沫，内诸药，煮取二升半，去滓，温服八合。覆取微似汗，不须啜粥，余如桂枝法将息。（宋本第35条）

大阳病，头痛发热，身疼腰痛，骨节疼痛，恶风无汗而喘者，麻黄汤主之。

麻黄去节，三两　桂枝去皮，二两　甘草炙，一两　杏仁去皮尖，七十个

上四味，以水九升，先煮麻黄，减二升，去上沫，内诸药，煮取二升半，去滓，温服八合。覆取微似汗，不须啜粥，余如桂枝法将息。（康平本第35条·原文）

本条属典型的麻黄汤证，其症为“头痛发热，身疼腰痛，

骨节疼痛，恶风无汗而喘"，归纳一下则为体痛、恶风发热、无汗、喘。症状与第 3 条近似，故知太阳伤寒《伤寒论》用麻黄汤治疗。

其他诸症毋庸解释，这里唯对无汗一症再做解说。

正常人在一般情况下是无汗的，在一定运动量下方有汗，或遇到某些紧急事件也可能出汗，如俗语"吓出一身冷汗"。若无汗是正常的，《伤寒论》何以在本条要列出无汗一症？

请注意我的说法，无汗应该是一个症状。或许有人认为，无汗只是为了与太阳中风或桂枝汤证作鉴别，因彼证有汗，这是一个重要的鉴别点，故此处特意申明无汗。实则不然，我们只要注意下夏天的感冒发烧患者，就会知道酷热中本该出汗的患者有的身上并无汗，干干的，这些人应该就属麻黄汤证。所以，无汗不是现代人所谓的"阴性症状"，而的的确确是一个症状。当然，这在不出汗的季节就不好判断，这时应以脉象决断，即第 3 条提示的紧脉。

同样道理，太阳中风或桂枝汤证在不出汗的季节，很好判断；在易出汗的季节，以及本身易出汗的患者身上，便不易判断，这时判断的方法一是比较，即比较患者外感前后的出汗情况，如果外感后出汗增多可以决断，另一方法是取决于脉。

再要讨论的是太阳伤寒或麻黄汤证患者何以无汗，即其病机为何。本证缘于外感风寒，皮毛闭塞。人体的自然疗能自当鼓舞正气达于体表以御敌，其自愈的趋势是汗出使邪气外达。故病之常态应该是恶风寒，或已发热，或未发热，体痛，无汗，脉浮紧。药物应该起到因势利导的作用，即扶助正气，发汗以祛邪外出。

麻黄汤由麻黄、桂枝、杏仁、甘草组成。麻黄发散风寒，杏仁利肺止咳，桂枝配麻黄则发汗力雄，桂枝配甘草则扶正温通。古往今来，人们一般都仅仅只把麻黄汤视为一首纯粹的祛邪方剂，此由对桂枝的理解不全面所致，实则本方也有扶正功效，当然此扶正功能意在达邪，并不能因此说患者一定正虚。实际从临床表现看，患者属实证而无虚象。当然，若从潜在的病机看，所谓“正气存内，邪不可干”，既然已有外邪侵袭，则患者未必全然不虚，只是这个虚或是局部的，或是一过性的，必是隐蔽的，不易察觉的，所以从宏观讲，我们可以认为麻黄汤证是表实证，而于虚证无涉。

而太阳中风或桂枝汤证同样是风寒侵袭，但患者体虚，正气本就偏少，又被机体调动起来御敌，以致固表之力不足，自汗出，脉浮而无力。虽然汗出，但邪气并不能外达，故病情并不因汗出而衰减。此属病之变态。治疗则以扶正为主，同时祛邪。桂枝汤，既为补益剂，又是发汗解表剂。

我曾治一5岁女孩发热，属麻黄汤证，因其家中备有常用中药，但缺杏仁，而其时临近傍晚6点，再去抓药可能已来不及，因此就配了一付缺杏仁的麻黄汤。患儿睡前服完三煎，温覆取汗，虽仅得头部微汗，但仍能于半夜热全退。此案患者症见恶寒发热，体温38.5℃，无汗，但无咳喘之症，恰巧方中无杏仁，而仍获热退之效，证明麻黄汤证若无咳喘，可不用杏仁。

太阳与阳明合病，喘而胸满者，不可下，宜麻黄汤。六。用前第五方。（宋本第36条）

太阳与阳明合病，喘而胸满者，不可下，宜麻黄汤。（康平本第36条·追文）

太阳病，十日以去，脉浮细而嗜卧者，外已解也。设胸满胁痛者，与小柴胡汤。脉但浮者，与麻黄汤。七。用前第五方。

小柴胡汤方

柴胡半斤　黄芩　人参　甘草炙　生姜各三两，切　大枣十二枚，擘　半夏半升，洗

上七味，以水一斗二升，煮取六升，去滓，再煎取三升。温服一升，日三服。（宋本第37条）

太阳病，十日以去，脉浮细而嗜卧者，外已解也。设胸满胁痛者，与小柴胡汤。脉但浮者，与麻黄汤。（康平本第37条·追文）

宋本第36、37条在康平本均为追文，皆属泛泛之论，并无深意，故置之不论可也。

太阳中风，脉浮紧，发热恶寒，身疼痛，不汗出而烦躁者，大青龙汤主之。若脉微弱，汗出恶风者，不可服之，服之则厥逆，筋惕肉瞤，此为逆也。大青龙汤方。八。

麻黄六两，去节　桂枝二两，去皮　甘草二两，炙　杏仁四十枚，去皮尖　生姜三两，切　大枣十枚，擘　石膏如鸡子大，碎

上七味，以水九升，先煮麻黄，减二升，去上沫，内诸药，煮取三升，去滓。温服一升，取微似汗。汗出多者，温粉粉之。

一服汗者，停后服。若复服，汗多亡阳，遂一作逆虚，恶风烦躁，不得眠也。（宋本第 38 条）

大阳中风，脉浮紧，发热恶寒，身疼痛，不汗出而烦躁者，大青龙汤主之。若脉微弱，汗出恶风者，不可服之，服之则厥逆（傍注：此为逆也），筋惕肉瞤。

大青龙汤方

麻黄去节，六两　桂枝去皮，二两　甘草炙，二两　杏仁去皮尖，四十枚　生姜切，三两　大枣擘，十枚　石膏碎，鸡子大

上七味，以水九升，先煮麻黄，减二升，去上沫，内诸药，煮取三升，去滓。温服一升，取微似汗（嵌注：汗出多者，温粉扑之）。一服汗者，停后服（嵌注：若复服，汗多亡阳，遂虚，恶风烦躁，不得眠也）。（康平本第 38 条·原文）

伤寒，脉浮缓，身不疼，但重，乍有轻时，无少阴证者，大青龙汤发之。九。用前第八方。（宋本第 39 条）

伤寒，脉浮缓，身不疼，但重，乍有轻时，大青龙汤主之。（康平本第 39 条·原文）

宋本第 38、39 条向为大论中最疑难条文之一。其难点在于病症名与症状不符合。如 38 条既云太阳中风，却见脉浮紧、发热恶寒、身疼痛、不汗出，这些症状全是太阳伤寒之表现。39 条既云伤寒，可脉浮缓却是中风之脉象。对此当如何理解？

刘渡舟教授《伤寒论诠解》对历代注家之注解有一番总结与议论。他说：

“历代注家意见很不一致。除一部分注家认为文字可能有错

简外，其他观点基本可分两派。以成无己、许叔微、方有执等为代表者认为：桂枝汤证是风伤卫，麻黄汤证是寒伤营，大青龙汤证是风寒两伤，营卫俱病。这就是著名的‘三纲鼎立’之说。另一派则不同意这种观点，如尤在泾认为：‘桂枝主风伤卫则是，麻黄主寒伤营则非。盖有卫病而营不病者，未有营病而卫不病者也。至于大青龙汤证，其辨不在营卫两病，而在烦躁一症。其立方之旨，也不在并用麻桂，而在独加石膏。’”

刘氏的意见是：“尤氏的观点与临床实际较为贴切，实有可取之处。”

成无己等注家认为38条是中风而兼伤寒之脉症，39条是伤寒而兼中风之脉症，故大青龙汤证是风寒两伤、营卫俱病。这种观点是很机械的，将风与寒割裂，将营与卫割裂，无论是注解麻黄汤证、桂枝汤证，还是大青龙汤证，均毫无可取之处。而尤在泾的注解则从临床实际出发，突出辨证的要点与遣方用药的重点，故较为刘氏所欣赏。

我以为古今注家的注释多不能让人满意，由目前的条文，尚不能准确获知条文的原义，故只能从临床角度，探求大青龙汤的临证实践。

大青龙汤在《伤寒论》中两见，在《金匮要略》中一见。

38条的脉症是“脉浮紧，发热恶寒，身疼痛，不汗出而烦躁”，其症与太阳伤寒近似，差异仅在烦躁一症。其致病之由同样是因为外感风寒，以致玄府闭塞，机体鼓舞正气聚于肌表以抗敌，欲使汗出而邪气外达，可是风寒郁闭太甚，迫使机体过量调动正气，正气过亢，阳气浮越则烦躁。大青龙汤是在麻黄汤基础上，重用麻黄六两，加生姜、大枣、石膏而成。重用麻黄的目的是欲使迅速发汗，使邪去而病解。石膏如鸡子大，前已做出说明，这是《伤寒论》用石膏诸方中剂量最小一等者。故此石膏，固然也可将它理解成清里热，但把它视作监制大剂量麻黄似更合适。因为《伤寒论》用六两麻黄欲使迅速发汗解表，可麻黄本身存在较大副作用，有发越阳气之弊，于烦躁一症不宜，故用药监制较妥。这在宋本第 27 条的讨论中曾经分析过，这里不再赘述。

39 条的脉症是“脉浮缓，身不疼，但重，乍有轻时”，此为风水。《金匮要略·痰饮咳嗽病脉症并治第十二》云：“病溢饮者，当发其汗，大青龙汤主之；小青龙汤亦主之。”又云：“饮水流行，归于四肢，当汗出而不汗出，身体疼重，谓之溢饮。”故 39 条之脉症实为风水为病，其脉缓，因于水湿。

古今注家之诠释无一令我拜服，而我亦无恰当的解释，故不强解，这两条条文之原义存疑，而但求临床之运用可也。

我曾用大青龙汤治疗一女性，55 岁，少汗而烦躁，血压升高，药后汗出，烦躁解除而血压下降。又治一男性，18 岁，平时畏热少汗，紧张或运动后皮肤刺痛瘙痒，然后出汗，出汗后刺痛瘙痒得以缓解，因势利导，选用大青龙汤后汗出而解。

伤寒表不解，心下有水气，干呕发热而咳，或渴，或利，或噎，或小便不利，少腹满，或喘者，小青龙汤主之。方十。

麻黄去节　芍药　细辛　干姜　甘草炙　桂枝各三两，去皮　五味子半升　半夏半升，洗

上八味，以水一斗，先煮麻黄，减二升，去上沫，内诸药，

煮取三升，去滓，温服一升。若渴，去半夏，加栝楼根三两；若微利，去麻黄，加荛花，如一鸡子，熬令赤色；若噎者，去麻黄，加附子一枚，炮；若小便不利，少腹满者，去麻黄，加茯苓四两；若喘，去麻黄，加杏仁半升，去皮尖。且荛花不治利，麻黄主喘，今此语反之，疑非仲景意。臣亿等谨按：小青龙汤大要治水。又按：《本草》，荛花下十二水，若水去，利则止也。又按：《千金》，形肿者应内麻黄，乃内杏仁者，以麻黄发其阳故也。以此证之，岂非仲景意也。（宋本第40条）

伤寒表不解，心下有水气，干呕发热而咳，或渴，或利，或噎，小便不利，小腹满，或喘者，小青龙汤主之。

麻黄去节　芍药　细辛　干姜　甘草炙　桂枝去皮，各三两　五味子半升　半夏半升

上八味，以水一斗，先煮麻黄，减二升，去上沫，内诸药，煮取三升，去滓，温服一升。

若渴者，去半夏，加栝楼根三两；若微利，去麻黄，加荛花如一鸡子熬令赤色；若噎者，去麻黄，加附子炮一枚；若小便不利，少腹满者，去麻黄，加茯苓四两；若喘者，去麻黄，加杏仁去皮尖半升。（嵌注：且荛花不治利，麻黄主喘，今此语反之，疑非仲景意。）（康平本第40条·原文）

本条论述“伤寒表不解，心下有水气”之证治。“伤寒表不解，心下有水气”，即表有寒而里有饮，表有寒则恶寒发热，水饮作祟则见症多端，咳喘、干呕、渴、利、噎、小便不利、少腹满，皆有可能，《伤寒论》出小青龙汤散寒化饮为治。方中麻黄、桂枝、细辛发散风寒以解表；桂枝、干姜、细辛、半夏、

五味子、甘草纳肾气、运脾胃、温肺阳；芍药配甘草缓急治咳，配五味子于大队辛温药物中，起到监制作用。本方是古今临床中治疗痰饮、咳喘病之常用良方，我亦颇多用之。

本条宋本有“且荛花不治利，麻黄主喘，今此语反之，疑非仲景意”一语，显然这不可能是《伤寒论》的原文，必是后人读书有疑而在书旁作出批语，后此语混入正文。此语在康平本为嵌注，如此则真相大白。又，宋臣校正《伤寒论》时曾对此语作出辩驳，可参。

伤寒，心下有水气，咳而微喘，发热不渴。服汤已渴者，此寒去欲解也。小青龙汤主之。十一。用前第十方。（宋本第 41 条）

伤寒，心下有水气，咳而微喘，发热不渴（傍注：服汤已渴者，此寒去欲解也），小青龙汤主之。（康平本第 41 条·原文）

此条与上一条稍有差别，不难理解，不必赘述。

太阳病，外证未解，脉浮弱者，当以汗解，宜桂枝汤。方十二。

桂枝去皮　芍药　生姜各三两，切　甘草二两，炙　大枣十二枚，擘

上五味，以水七升，煮取三升，去滓。温服一升，须臾，啜热稀粥一升，助药力，取微汗。（宋本第 42 条）

大阳病，外证未解，脉浮弱者，当以汗解，宜桂枝汤。（康

平本第42条·原文）

本条“脉浮弱”与宋本第12条“阳浮而阴弱”（康平本第15条“脉阳浮而阴弱”）含义相当，但12条言“太阳中风”，本条则云“太阳病，外证未解”，所主者较12条为宽泛，即太阳病，不论其临床表现如何（我想主要是不论有汗还是无汗），也不论是否经过治疗，凡外证未解，只要是“脉浮弱”者，均可用桂枝汤发汗解表。

本条还应与宋本第13条比较。后者按仲万春老中医的看法，属症状典型者，故不必论脉，就能判断为桂枝汤证，而本条则正相反，以脉定证。

太阳病，下之，微喘者，表未解故也，桂枝加厚朴杏子汤主之。方十三。

桂枝三两，去皮　甘草二两，炙　生姜三两，切　芍药三两　大枣十二枚，擘　厚朴二两，炙，去皮　杏仁五十枚，去皮尖

上七味，以水七升，微火煮取三升，去滓，温服一升，覆取微似汗。（宋本第43条）

大阳病，下之，微喘者，表未解故也，桂枝加厚朴杏子汤主之。

桂枝去皮，三两　甘草炙，二两　生姜切，三两　芍药三两　大枣擘，十二枚　厚朴炙，去皮　二两　杏仁去皮尖，五十枚

上七味，以水七升，微火煮取三升，去滓，温服一升，覆

取微似汗。（康平本第43条·原文）

李心机《伤寒论通释》云：

“本证太阳病误下，症见微喘，此喘与第15条‘太阳病，下之后，其气上冲者’，虽症状表现不同，但在病机上却有相似之处，都属于太阳病表证未解，误用下法，正气受挫，然气血仍有向上向外之机。因此，本证之‘喘’是气上冲的另一种表现形式，故仲景指出‘表未解故也’。表未解，故仍当解表，方用桂枝汤，因其气上冲是以喘的形式表现，故仲景又在桂枝汤的基础上加厚朴、杏子以降气平喘。”

既云“气血仍有向上向外之机”，自当因势利导而助益之，《伤寒论》却以“厚朴、杏子以降气平喘”，岂不自相矛盾？李氏此条注解之失与宋本第15条注解之误，如出一辙。

我认为，本条说的是太阳病误下后，正气虽有损伤，但病症的性质尚未改变，表证不解，同时又出现微喘，此喘属表证或兼有之症，并不是什么“气血仍有向上向外之机”。因为正气有伤而表证不解，故用桂枝汤扶正解表，用厚朴、杏子不过是随症加减而已。请注意，本方证有误下之前提，故厚朴只用二两，剂量较小。

太阳病，外证未解，不可下也，下之为逆，欲解外者，宜桂枝汤。十四。用前第十二方。（宋本第44条）

大阳病，外证未解，不可下（傍注：下之为逆），欲解外者，宜桂枝汤。（康平本第44条·原文）

本条有两层意思。

第一，太阳病外证未解，不可下。意即有表证，当先解表，不论是否同时伴有里证。这是一个治疗上的原则。

第二，太阳病有伤寒，有中风，《伤寒论》已分别论述其治疗方剂。这里说“欲解外者，宜桂枝汤”，实则提出太阳病的通治方剂是桂枝汤。当然，典型的太阳伤寒自以麻黄汤为最佳方剂，典型的太阳中风自以桂枝汤为最佳方剂，可是有时候临床并不那么典型，在这种不易辨别的情况下可以用桂枝汤解外。麻黄汤当然不可能成为通治之方，因为它太峻猛，如果用在太阳中风将会出现变证。桂枝汤则不然，它既是补益剂，又是解表剂，如果用在太阳伤寒也不为过，实际上我认为应该也是有治疗作用的，唯芍药、大枣有点多余而已。

临床上的佐证是上海嘉定人民医院叶治范医师的报道。他说，1957年春季流感流行时，曾以桂枝汤加黄芪为主，适当加减，治疗95例，效果良好且迅速。其加减方法中，并没有谈到有汗或无汗、脉之紧缓，以及有无咽痛之类[①]。上海中医学院贾福华先生1965年底在嘉定人民医院带学生实习时见叶氏用“黄芪桂枝汤治疗感冒发烧，可以不分风寒与风热，疗效可靠”，因而也一再在临床上应用[②]。故我认为，无论是推理还是实践，桂枝汤应该都可以成为太阳病表证的通治方。

---

① 叶治范《桂枝汤加黄芪治疗流行性感冒的疗效观察》，文见《江西中医药》1960年第1期，21～22页。

② 上海市卫生局编《上海老中医经验选编》（上海科学技术出版社1980年出版）273～274页。

太阳病，先发汗不解，而复下之，脉浮者不愈。浮为在外，而反下之，故令不愈。今脉浮，故在外，当须解外则愈，宜桂枝汤。十五。用前第十二方。（宋本第45条）

太阳病，先发汗不解，而复下之，脉浮者不愈。浮为在外，而反下之，故令不愈。今脉浮，故在外，当须解外则愈，宜桂枝汤。（康平本第45条·追文）

山田正珍《伤寒论集成》引刘栋之论云："此条承上条，而后人之所记也。"山田氏赞同此说而云："刘说甚是，决非仲景氏之言也。晰于文辞者自能辨之。"

刘氏与山田氏所言确实，宋本第45条在康平本为追文。

太阳病，脉浮紧，无汗发热，身疼痛，八九日不解，表证仍在，此当发其汗。服药已微除，其人发烦目瞑，剧者必衄，衄乃解。所以然者，阳气重故也。麻黄汤主之。十六。用前第五方。（宋本第46条）

太阳病，脉浮紧，无汗发热，身疼痛，八九日不解，表证仍在（嵌注：此当发其汗，服药已微除也），其人发烦目瞑，剧者必衄（傍注：衄乃愈），所以然者，阳气重故也，麻黄汤主之。（康平本第46条·原文）

宋本第46条"此当发其汗，服药已微除"在康平本作"此当发其汗，服药已微除也"，且为嵌注；"衄乃愈"则为傍注。

此条曾在宋本27条（康平本第28条）之讨论中谈及，论述的是太阳病伤寒多日不解，且见发烦、目瞑，甚至出现衄血，此为“阳气重”。何谓“阳气重”？由于风寒困于肌表已历多日，机体不得不加紧调动自身的抗病能力以应对，然而病情并不缓解，却因为正气过亢，反使患者出现了发热明显、无恶寒或恶寒不显著、发烦、目瞑，甚至衄血的表现。《伤寒论》将此称为“阳气重”。

我认为此条脉症与宋本第 38 条（康平本第 38 条）的脉症（“脉浮紧，发热恶寒，身疼痛，不汗出而烦躁”）近似，而彼用大青龙汤，此用麻黄汤。两方实际是等效的。

有关论述详见宋本第 27 条之讨论，这里仅仅提其要领，不再赘述。

太阳病，脉浮紧，发热，身无汗，自衄者，愈。（宋本第 47 条）

太阳病，脉浮紧，发热，身无汗，自衄者，愈。（康平本第 47 条・准原文）

宋本第 47 条在康平本为准原文。此条有“自衄者，愈”之说，而 46 条有“衄乃愈”这样相同的观点，后者在康平本为傍注，故皆非原文。这种说法于临床恐不符合实际，衄者未必自愈。

二阳并病，太阳初得病时，发其汗，汗先出不彻，因转属阳明，续自微汗出，不恶寒。若太阳病证不罢者，不可下，下之为逆，如此可小发汗。设面色缘缘正赤者，阳气怫郁在表，当解之熏之。若发汗不彻，不足言，阳气怫郁不得越，当汗不汗，其人躁烦，不知痛处，乍在腹中，乍在四肢，按之不可得，其人短气，但坐以汗出不彻故也，更发汗则愈。何以知汗出不彻？以脉涩故知也。（宋本第48条）

二阳并病，大阳初得病时，发其汗，汗先出不徹（傍注：彻），因转属阳明，续自微汗出，不恶寒（嵌注：大阳病证不罢者，不可下之，为逆），如此可以小发汗。设面色缘缘正赤者，阳气怫郁（傍注：在表当解之，熏之）（嵌注：若发汗不彻，不足，阳气怫郁）不得越（嵌注：当汗不汗，其人躁烦，不知痛处，乍在腹中，乍□四肢，按之不可得），其人短气，但坐（傍注：以汗出不彻故也），更发汗则愈（嵌注：何以知汗出不彻，以脉涩故知也）。若（傍注：阙文）（康平本第48条·原文）

宋本48条在康平本有多处傍注和嵌注，现剔除傍注与嵌注，解读如下。

前言“二阳并病”，后说“太（大）阳……转属阳明”，表明先为太阳病，逐渐转变为阳明病，“并病”当在此转变过程中，即既属太阳，又属阳明，或者说是在太阳与阳明的临界状态。转变的原因，条文中也讲得很清楚，就是发汗而不彻底。

“二阳并病”的临床表现是“微汗出，不恶寒”，因“不恶寒”而知病已由太阳而至阳明，因“微汗出”而知尚未全抵阳明，治疗的方法是“小发汗”。

患者也可见“面色缘缘正赤”，其病机与46条之“阳气重”

相似，条文说是“阳气怫郁不得越”。此因外感风寒而玄府闭塞，机体鼓舞正气聚于肌表，欲使汗出以祛邪，但风寒郁闭太甚，迫使机体过量调动正气，正气过亢，阳气浮越，病情向阳明发展，患者面色赤而发热重，同时可见短气但坐，治疗则仍需发汗，使邪气外达则愈。

康平本本条有阙文，故无法获知完整意思，而只能就现存文字做出分析如上。

脉浮数者，法当汗出而愈。若下之，身重心悸者，不可发汗，当自汗出乃解。所以然者，尺中脉微，此里虚，须表里实，津液自和，便自汗出愈。（宋本第 49 条）

脉浮数者，法当汗出而解。若下之，身重，心悸者，不可发汗，当自汗出乃解。所以然者，尺中脉微，此里虚，须表里实，津液自和，便自汗出愈。（康平本第 49 条・准原文）

脉浮紧者，法当身疼痛，宜以汗解之。假令尺中迟者，不可发汗。何以知然？以荣气不足，血少故也。（宋本第 50 条）

脉浮紧者，法当身疼痛，宜以汗解之。假令尺中迟者，不可发汗。何以知然？以荣气不足，血少故也。（康平本第 50 条・准原文）

山田正珍《伤寒论集成》注宋本第 49 条云：“此条云‘法当’，云‘所以然’，皆叔和家言。且脉分三部，亦仲景氏之所不取。”注第 50 条云：“此条言‘法当’，言‘假令尺中迟’，言

‘荣气不足’，皆非仲景氏辞气。”这两条在康平本皆为准原文，足见山田氏之慧眼。

脉浮者，病在表，可发汗，宜麻黄汤。十七。用前第五方，法用桂枝汤。（宋本第 51 条）

脉浮者，病在表，可发汗，宜麻黄汤。（康平本第 51 条·追文）

脉浮而数者，可发汗，宜麻黄汤。十八。用前第五方。（宋本第 52 条）

脉浮而数者，可发汗，宜麻黄汤。（康平本第 52 条·追文）

山田正珍《伤寒论集成》注宋本第 51 条云：“此条及次条，惟言脉以附主方，非仲景之言明矣。……且夫脉之浮者，多虽属表证哉，主方则随证区别，岂一麻黄之所总邪？”宋本第 51、52 条，都非常简短，只言脉，即判断，再出方，似为某位“后期作者”在临床上针对具体的案例，对学生分析病情，然后做出简短的结论，而为学生所记录。在那个场景，对那位或那几位患者而言，这个结论很可能是正确的，但这个平庸的学生将具体场景和案例抛开，把语录记录到笔记中，甚至后来编入学派自古相传且不断附益的书中，那就有问题了。好在康平本显示这两条皆为追文，而证明山田氏之推论确凿无疑。

病常自汗出者，此为荣气和。荣气和者，外不谐，以卫气不共荣气谐和故尔。以荣行脉中，卫行脉外。复发其汗，荣卫和则愈。宜桂枝汤。十九。用前第十二方。（宋本第 53 条）

病常自汗出者，此为荣气和。荣气和者，外不谐，以卫气不共荣气谐和故尔。以荣行脉中，卫行脉外。后发其汗，荣卫和则愈。宜桂枝汤。（康平本第 53 条·准原文）

病人脏无他病，时发热，自汗出，而不愈者，此卫气不和也。先其时发汗则愈，宜桂枝汤。二十。用前第十二方。（宋本第 54 条）

病人脏无他病，时发热，自汗出，而不愈者，此卫气不和也。先其时发汗则愈，宜桂枝汤。（康平本第 54 条·追文）

山田正珍《伤寒论集成》注宋本第 53 条云："此条及次条，皆以荣卫言之，合于《辨脉法》中言，而不合于仲景全论之旨，其为叔和明白。"

确如山田氏所论，宋本第 53、54 条在康平本分别为准原文与追文。然这两条条文虽不出自仲景，却有其临床实际意义，故不可完全置之不论。

先说 53 条。有一定临床经验的医生都知道，桂枝汤是治疗自汗的效验方。但是，不能不说的是，这一条论理乖戾，说什么"荣气和者，外不谐，以卫气不共荣气谐和故尔"，令人费解，而后世"荣卫不和"之说盖本于此，同样费解。

我以为，倘若一定要论本条病机，则"表卫不固"一语足矣！桂枝汤于此调补脾胃，裨益荣卫气血生化，自能固表止汗。

或问：既云桂枝汤固表止汗，却又为何要用发汗的方法呢？

此只知其一而不知其二，发汗实有意外之功。我认为，发汗尚能振奋机能，使患者重获正常的出汗功能。这从后世张子和广用汗吐下法治疗百病可以悟出。

一般认为，“其高者，因而越之；其下者，引而竭之……其在皮者，汗而发之”（《素问·阴阳应象大论》），也就是说汗吐下三法是根据病位而选用的。可是，从张子和的医案中，我们并不能发现因病位而择法这样一个规律。恰恰相反，张子和经常汗吐下三法联用。难道患者其表、其上、其下均病？

萧国钢先生著《儒门事亲研究》，提出：汗吐下三法“的运用或联用，并不是专门针对某一脏腑，某一特定病变部位，或者某一病邪，用方选药也不是专门针对某一性质的邪气或某一特定病理产物。纵观子和用汗吐下三法及遣方用药，并不因病变部位、邪之寒热、症状差异而有较大的区别，他对机体进行的是一种整体的宏观的振奋荡涤，意在对机体产生一种‘超补偿作用’，阻断病理的恶性循环，进而调动机体潜在的抗病能力，使机体迅速摆脱无序状态而进入有序，从而达到康复的目的”。我认为萧氏的认识是深刻的，道出了张子和医术的真谛。

现在我们再回到桂枝汤的发汗法。本方从药物看，既能补益，又能发汗；从总体上看，因为采用发汗的将息方法，所以最后达到的效果也是既补益又发汗的。53 条“病常自汗出”，属于内伤杂病的自汗，实无邪可祛，只需补益，故其发汗不为祛邪，目的在于振奋机能，并通过人为地发汗而模拟整个出汗过程，使患者重获正常的出汗功能。有一位朋友在听我讲授这一段医理时说，这好比电脑的重新启动，我以为此譬颇善。

再说 54 条。这一条的重点是“先其时发汗”。既然是“先其时发汗”，其“发热，自汗出”必然是定时的，临床可用于这一病症的治疗。而我另有新的发挥，将此条拓展到睡眠相关性汗证的治疗。因为睡眠一般都是定时的，即使不是定时的，也可以做到“先其时发汗”。

所谓睡眠相关性汗证，首先当然是盗汗，但不唯盗汗。譬如有的患者是醒之后再出汗，这自然不能算是盗汗，严格说属于自汗，但名词之争并无多大意思，故现在我将此都划入睡眠相关性汗证之列，然后按 54 条论治。曾指导我的学生张艳医师进行临床观察，有一定的效果。欲知其详，请参看张艳医师的论文[①]。

伤寒脉浮紧，不发汗，因致衄者，麻黄汤主之。二十一。用前第五方。(宋本第 55 条)

伤寒脉浮紧，不发汗，因到（傍注：致）衄者，麻黄汤主之。(康平本第 55 条·原文)

前已阐释之宋本第 46 条，据康平本剔除嵌注、傍注，其文作:“大阳病，脉浮紧，无汗发热，身疼痛，八九日不解，表证仍在，其人发烦目瞑，剧者必衄，所以然者，阳气重故也，麻黄汤主之。”

---

①《桂枝汤“先其时”“啜热稀粥”“温覆”发汗治疗睡眠相关性汗证的探索》，作者张艳，收入邢斌主编的《中医思想者（第二辑）》，中国中医药出版社 2013 年出版，223～249 页。

本条之基本思想与此条相通。只不过彼条涉及症状较众，而本条独独关注衄血一症而已。

伤寒不大便六七日，头痛有热者，与承气汤。其小便清者一云大便青，知不在里，仍在表也，当须发汗。若头痛者，必衄。宜桂枝汤。二十二。用前第十二方。（宋本第56条）

伤寒不大便六七日，头痛，在热者，与承气汤。其小便清者知不在里，仍在表也，当须发汗。若头痛者，必衄。宜桂枝汤。（康平本第56条·追文）

宋本第56条在康平本为追文，康平本“在热者”当为传抄之误，应以宋本为是。本条以小便是否清为辨别表里之要点，与临床不尽相符。

伤寒，发汗已解，半日许复烦，脉浮数者，可更发汗，宜桂枝汤。二十三。用前第十二方。（宋本第57条）

伤寒，发汗已解，半日许复烦，脉浮数者，可更发汗，宜桂枝汤。（康平本第57条·准原文）

宋本第57条在康平本为准原文。本条示发汗后病复起，若仍属表证，可用桂枝汤解表。

凡病，若发汗、若吐、若下、若亡血、亡津液，阴阳自和者，必自愈。（宋本第 58 条）

凡病，若发汗、若吐、若下、若亡津液，如此者，阴阳自和，则必自愈。（康平本第 58 条·准原文）

宋本第58条在康平本为准原文。本条空洞无物，不必多论。

大下之后，复发汗，小便不利者，亡津液故也。勿治之，得小便利，必自愈。（宋本第 59 条）

下之后，复发汗，必振寒，脉微细。所以然者，以内外俱虚故也。（宋本第 60 条）

下之后，复发汗，昼日烦躁不得眠，夜而安静，不呕，不渴，无表证，脉沉微，身无大热者，干姜附子汤主之。方二十四。

干姜一两　附子一枚，生用，去皮，切八片

上二味，以水三升，煮取一升，去滓，顿服。（宋本第 61 条）

伤寒，医以丸药大下之，身热不去，微烦者，栀子干姜汤主之。大下之后，复发汗（傍注：亡津），小便不利者，勿治之，得小便利，必自愈。下之后，复发汗，必振寒，脉微细（嵌注：所以然者，以内外俱虚故也）。下之后，发汗，昼日烦躁不得眠，夜而安静，不呕，不渴，无表证，脉沉微，身无大热者，干姜附子汤主之。

栀子干姜汤方

栀子擘，十四个　干姜一两

上二味，以水三升半，煮取一升半，去滓，分二服，温进一服，得吐者，止后服。（康平本第 75 条 · 原文）

凡用栀子汤，病人旧微溏者，不可与服之。（康平本第 76 条 · 追文）

干姜附子汤方

干姜一两　附子生用，去皮，破八片，一枚

上二味，以水三升，煮取一升，去滓，顿服。（此方为原文格式，本应接于 75 条之后，然抄写者误书于 76 条追文之后）

宋本第 59 条、60 条、61 条，其康平本相应条文为第 75 条。后者之首是栀子干姜汤证。而之前的条文，即康平本第 71 条～74 条论述的栀子豉汤类方、类证。

宋本从第 58 条开始论述“发汗、若吐、若下、若亡血、亡津液”的证治。第 59 条、60 条、61 条这三条讨论的都是下之后又发汗引起的病症，有的条文还谈及了处理的方法。第 62 条～75 条讨论的是发汗后引起的病症及其治疗方法，以及若干条相关条文。第 76 条～81 条讨论发汗后，或发汗、下后，或下后引起的栀子豉汤证及其类证，以及用栀子豉汤的注意事项。（之后的条文讨论的内容，这里不再继续论述下去。）

康平本从第 58 条开始论述“发汗、若吐、若下、若亡津液”的证治。它一开始没有宋本第 59 条～61 条的内容，而是相当于宋本第 62 条～75 条的内容，即发汗后引起的病症及其治疗方法，以及若干条相关条文。接下来论述的是栀子豉汤类方、类证，即发汗后，或发汗、下后，或下后引起的病症和相关条文。（之后的条文讨论的内容，这里不再继续论述下去。）

宋本第59条～61条放在现在这样一个位置，当然也有一定的合理性，但是与康平本的位置一比较，我觉得还是康平本更合理，因为归在发汗后，或发汗、下后，或下后引起的病症这个类别里更为合适。更重要的是，康平本第75条开始论述的是大下之后的栀子干姜汤证，之后接“大下之后，复发汗”文气是很顺畅的，然后层层递进，病情由轻到重，直至用救危的干姜附子汤。所以，当以康平本为是。因此这里不做详细的阐述，在以后的篇章中再行讨论。

发汗后，身疼痛，脉沉迟者，桂枝加芍药生姜各一两人参三两新加汤主之。方二十五。

桂枝三两，去皮　芍药四两　甘草二两，炙　人参三两　大枣十二枚，擘　生姜四两

上六味，以水一斗二升，煮取三升，去滓，温服一升。本云桂枝汤，今加芍药生姜人参。（宋本第62条）

发汗后，身疼痛，脉沉迟者，桂枝加芍药生姜各一两人参三两新加汤主之。（康平本第59条·准原文）

宋本第62条，其康平本之相应条文为第59条，系准原文。虽非原文，但因有其临床运用价值，故略述一二：本为表证，

有身疼痛、脉浮之症，经发汗，诸症当缓解，而仍有身疼痛，又见脉沉迟，此为发汗过多而气血受损。桂枝汤既是发汗剂，也是补益剂，今于桂枝汤中增加芍药、生姜的剂量，新加人参，大补气血，则“不荣则痛”之症可愈。

康平本第59条不载处方，成无己《注解伤寒论》同。

康平本、《注解伤寒论》于桂枝加桂汤亦不出处方。

山田正珍《伤寒论集成》于桂枝加桂汤方后云：“此方及桂枝新加汤，经文既言其所加之分量，则仲景氏原本不载其方可知矣。后人不识，看以为方名，从而附载其方已。”山田氏之论甚为合理。

我曾治一青年女子患全身游走性疼痛二三月，有时有上气不接下气之感，以本方合补中益气汤，服之不满一周而愈。此证属不荣则痛，气虚下陷。

发汗后，不可更行桂枝汤，汗出而喘，无大热者，可与麻黄杏仁甘草石膏汤。方二十六。

麻黄四两，去节　杏仁五十个，去皮尖　甘草二两，炙　石膏半斤，碎，绵裹

上四味，以水七升，煮麻黄，减二升，去上沫，内诸药，煮取二升，去滓，温服一升。本云黄耳杯。（宋本第63条）

发汗后，喘家不可更行桂枝汤。汗出而喘，无大热者，可与麻黄杏仁甘草石膏汤。

麻黄去节，四两　杏仁去皮尖，五十个　甘草炙，二两　石膏碎，绵裹

上四味，以水七升，煮麻黄，减二升，去上沫，内诸药，煮取二升，去滓，温服一升。（康平本第 60 条 · 准原文）

宋本第 63 条，其康平本相应条文为第 60 条，系准原文。后者“发汗后”有“喘家”二字，石膏缺具体剂量。

宋本第 63 条向为疑难条文，其疑难点之一：为何“发汗后，不可更行桂枝汤”？疑难点之二：“汗出”为何用麻黄？疑难点之三：“无大热”为何用石膏？观诸家之注解，均不能释其疑难。

考康治本，本条为“发汗后，汗出而喘，无大热者，麻黄甘草杏仁石膏汤主之。”则本条可以如此理解：发汗后，热有所减退，故汗出而无大热，但仍有微热与喘，此属外感余热未清而肺失宣肃之常，故用麻黄杏仁甘草石膏汤（康治本作“麻黄甘草杏仁石膏汤”，以下简称麻杏石甘汤）清热利肺。

至于“汗出”为何用麻黄的问题，我认为本证或许不用麻黄亦可，但用麻黄亦无不可。先说不用麻黄的理由，那当然是因为患者有汗出。我们看小青龙汤方后加减，患者喘而可去麻黄，可见本证虽有喘，但未必一定要用麻黄，完全可以选用其他药物，因为有汗而理应慎重一些。但请注意，本条并非原文，即麻杏石甘汤并非“原始作者”之方。故制方者未必有“原始作者”之思维，而他自有他要用麻黄的理由。所以，接下来再猜测可用麻黄的理由。我想那是因为一般医家崇信麻黄平喘，而又考虑到麻黄有石膏配合可减少过汗担忧的缘故。这里又需注意，大青龙汤麻黄用六两，石膏用鸡子大，大青龙汤有过汗之虞，而麻杏石甘汤麻黄用四两，石膏用半斤，故本方这样的担忧较小。

以上理解似尚妥帖，因此我以为本条以康治本较胜。

发汗过多，其人叉手自冒心，心下悸，欲得按者，桂枝甘草汤主之。方二十七。

桂枝四两，去皮　甘草二两，炙

上二味，以水三升，煮取一升，去滓，顿服。（宋本第64条）

发汗过多，其人叉手自冒心，心下悸，欲得按者，桂枝甘草汤主之。

桂枝去皮，四两　　甘草炙，二两

上二味，以水三升，煮取一升，去滓，顿服。（康平本第61条·追文）

宋本第64条，其康平本相应条文为第61条，系追文。虽非原文，但有证有方，故不能视为无中生有，应看作后人实践对“原始文本”的补充。

此证缘于发汗过多，心阳大伤，患者心下悸，以手护之。其方桂枝甘草汤是在桂枝去芍药汤基础上，又去生姜、大枣，且其桂枝剂量增加，故方简而力专，温补、温通之力雄壮。

本方证当与宋本第15、21条联系比较。我认为，这三个方证并无本质区别，只是在阳虚的量上有不同而已。与桂枝汤相比，桂枝去芍药汤作用更偏于温补，而桂枝甘草汤温通阳气之力更专，可谓单刀直入。

又，陆渊雷《伤寒论今释》云：“表证为气血上冲，发表剂则借其冲势以取效，故发表过度，则冲势亦剧。”此其一贯之论，然似是而非。既然“发表过度”（即条文之“发汗过多”），那应该表解而冲势不再有，如何反而更剧呢？陆氏又说：“桂枝虽是表药，用大量则反不见汗出，特见平冲降逆之效，故独任之。”亦误矣！桂枝用大量“反不见汗出”，其实用小量亦未必见汗出。桂枝既能发散风寒，又能补益故也。“平冲降逆”不过是对症之说，究其实则温补纳气之功也。

我曾治一老年女性患者心悸半月，症伴见出汗、乏力、手抖，要用双手交叉贴紧胸口按压则舒，舌淡红而脉细，用桂枝甘草汤4剂而愈。

路志正先生治一尿毒症患者，胸闷气短，呼吸急促，不能平卧，面色晦暗，唇发绀，呼吸每分钟30次，不时抚其胸背，有随时将脱之势。患者烦躁不宁，已三昼两夜未得稍寐，虽吸氧及用中西药物无效。其舌淡胖有齿痕，苔秽滑腻，脉沉细数。以桂枝甘草汤治疗，患者服药不到10分钟，其喘若失，酣然入睡。如此凶险重症，而以如此简洁之方，而获如此快捷之效，真令人惊叹！

发汗后，其人脐下悸者，欲作奔豚，茯苓桂枝甘草大枣汤主之。方二十八。

茯苓半斤　桂枝四两，去皮　甘草二两，炙　大枣十五枚，擘

上四味，以甘烂水一斗，先煮茯苓，减二升，内诸药，煮取三升，去滓，温服一升，日三服。

作甘烂水法：取水二斗，置大盆内，以杓扬之，水上有珠子五六千颗相逐，取用之。（宋本第65条）

发汗后，其人脐下悸者，欲作奔豚，茯苓桂枝甘草大枣汤主之。

茯苓半斤　桂枝去皮，四两　甘草炙，二两　大枣擘，十五枚

上四味，以甘烂水一斗，先煮茯苓，减二升，内诸药，煮取三升，去滓，温服一升，日三服。

作甘烂水法：取水二斗，置大盆内，以杓扬之，水上有珠子五六千颗相逐，取用之。（康平本第62条·追文）

宋本第65条，其康平本相应条文为第62条，系追文。

本条述发汗后阳气大虚，水饮泛滥，故脐下悸者，欲作奔豚。“后期作者”仿茯苓桂枝白术甘草汤（以下简称苓桂术甘汤），制茯苓桂枝甘草大枣汤（以下简称苓桂草枣汤）治之。本方与苓桂术甘汤不同者在于去白术，加大枣，桂枝由三两增至四两，茯苓由四两增至半斤。然我以为，实无此必要，用苓桂术甘汤已足矣。

发汗后，腹胀满者，厚朴生姜半夏甘草人参汤主之。方二十九。

厚朴半斤，炙，去皮　生姜半斤，切　半夏半升，洗　甘草二两　人参一两

上五味，以水一斗，煮取三升，去滓，温服一升，日三服。

（宋本第 66 条）

发汗后，腹胀满者，厚朴生姜半夏甘草人参汤主之。

厚朴去皮，半斤　生姜切，半斤　半夏洗，半升　甘草二两　人参一两

上五味，以水一斗，煮取三升，去滓，温服一升，日三服。（康平本第 63 条·准原文）

宋本第 66 条，其康平本相应条文为第 63 条，系准原文。

本条主症为腹胀满，且仅此一症，故难以辨证，只得以方测证，是为气滞脾虚之证。此证气滞甚而脾虚轻，因为人参只用一两，而厚朴用至半斤。《伤寒论》方中重用厚朴至半斤者有大承气汤，而轻者只用二两如桂枝加厚朴杏子汤。

厚朴生姜半夏甘草人参汤非“原始作者”制方，但临证用于气滞甚脾虚轻之证尚有疗效。但若发汗后中阳虚较甚者则不能用此方，苓桂术甘汤应有较好效果。

伤寒，若吐、若下后，心下逆满，气上冲胸，起则头眩，脉沉紧，发汗则动经，身为振振摇者，茯苓桂枝白术甘草汤主之。方三十。

茯苓四两　桂枝三两，去皮　白术　甘草各二两，炙

上四味，以水六升，煮取三升，去滓，分温三服。（宋本第 67 条）

发汗，病不解，反恶寒者，虚故也，芍药甘草附子汤主之。

方三十一。

芍药　甘草各三两，炙　附子一枚，炮，去皮，破八片

上三味，以水五升，煮取一升五合，去滓，分温三服。疑非仲景方。（宋本第68条）

发汗，若下之，病仍不解，烦躁者，茯苓四逆汤主之。方三十二。

茯苓四两　人参一两　附子一枚，生用，去皮，破八片　甘草二两，炙　干姜一两半

上五味，以水五升，煮取三升，去滓，温服七合，日二服。（宋本第69条）

发汗后，恶寒者，虚故也。不恶寒，但热者，实也，当和胃气，与调胃承气汤。方三十三。《玉函》云，与小承气汤。

芒硝半升　甘草二两，炙　大黄四两，去皮，清酒洗

上三味，以水三升，煮取一升，去滓，内芒硝，更煮两沸，顿服。（宋本第70条）

伤寒，若吐、若下后，心下逆满，气上冲胸，起则头眩，脉沉紧，发汗则动经，身为振振摇者，茯苓桂枝白术甘草汤主之。发汗，病不解，反恶寒者（傍注：虚故也），芍药甘草附子汤主之。发汗，若下之，病仍不解，烦躁者，茯苓回逆汤主之。发汗后，恶寒者，虚故也。不恶寒，但热者，实也，当和胃气，与调胃承气汤。

茯苓桂枝甘草汤方

茯苓四两　桂枝去皮，三两　白术　甘草炙，各二两

上四味，以水六升，煮取三升，去滓，分温三服。

芍药甘草附子汤

芍药　甘草炙，各三两　附子炮，去皮，破八片，一枚

上三味，以水五升，煮取一升五合，去滓，分温三服。

茯苓回逆汤方

茯苓四两　人参一两　附子生用，去皮，破八片，一枚　甘草炙，二两　干姜一两

上五味，以水五升，煮取三升，去滓，温服七合，日三服。

调胃承气汤方

芒硝半升　甘草炙　大黄去皮，清酒洗，四两

上三味，以水三升，煮取一升，去滓，内芒硝，更煮一两沸，顿服。（嵌注：加减方，疑非仲景方。）（康平本第64条·原文）

宋本第67、68、69、70四条，其康平本相应条文为第64条。后者将四个不甚相关的方证并于一条，不妥当。下面依宋本分别做出阐释。

宋本第67条，即康平本第64条之第一部分，论述苓桂术甘汤证（康平本条文中作"茯苓桂枝白术甘草汤"，而附方误为"茯苓桂枝甘草汤"，当以条文为是）。

伤寒若吐、若下后，脾阳大伤，水饮上犯，则见腹胀满（"心下逆满"）、奔豚胸闷（"气上冲胸"）、眩晕（"起则头眩"）等症，《伤寒论》予苓桂术甘汤治之。

本方桂枝、白术温阳运脾，白术、茯苓健脾利水，甘草补脾益气，调和诸药。全方具温阳运脾、利水化饮之效，与后世四君子汤一味之差，但温运化饮之力为后者所不备。

刘渡舟教授曾著《水证论》宏文，讨论水邪伤人所致的各种病症。其中详论水气上冲的证治，对本条条文及苓桂术甘汤方义与运用均有阐释，读者宜参阅（该文见于《刘渡舟伤寒临证指要》）。

宋本第68、69、70条，与康平本第二、三、四段相应，均先后论述芍药甘草附子汤、茯苓四逆汤（康平本作“茯苓回逆汤”）、调胃承气汤。

其中第70条前半段“发汗后，恶寒者，虚故也”之后不出方，而后半段“不恶寒，但热者，实也，当和胃气”之后出方，前后文例不一。而第70条前半段与第68条“发汗，病不解，反恶寒者，虚故也”又非常相似，令人不免有字句讹误的怀疑。

考《脉经·病发汗以后证》相关条文是：

“发其汗不解，而反恶寒者，虚故也，属芍药甘草附子汤。不恶寒，但热者，实也，当和其胃气，宜小承气汤。”

《脉经·病发汗吐下以后证》相关条文是：

“发汗、吐下以后不解，烦躁，属茯苓四逆汤。”

考《金匮玉函经·辨太阳病形证治》相关条文是：

“发其汗不解，而反恶寒者，虚故也，芍药甘草附子汤主之。不恶寒，但热者，实也，当和胃气，宜小承气汤。”

其后一条为：“发汗，若下，病仍不解，烦躁，茯苓四逆汤主之。”

《金匮玉函经·辨发汗吐下后病形证治》相关条文是：

“发其汗不解，而反恶寒者，虚故也，属甘草附子汤证。”

其后一条为：“不恶寒，但热者，实也，当和其胃气，属小承气汤。”

隔数条之后为："发汗、吐下以后不解，烦躁，属茯苓四逆汤证。"

考《千金翼方·太阳病用承气汤法》相关条文是：

"发汗后，恶寒者，虚故也。不恶寒，但热者，实也，当和其胃气，宜小承气汤。"

《千金翼方·发汗吐下后病状》相关条文是：

"发其汗不解，而反恶寒者，虚故也，芍药甘草附子汤主之。方：

"芍药　甘草各三两，炙　附子一枚，炮，去皮，破六片

"上三味，以水三升，煮取一升二合，去滓，分温三服。"

其后一条为："不恶寒，但热者，实也，当和其胃气，宜小承气汤。方见承气汤门。一云调胃承气汤。"

考康治本《伤寒论》的相关条文是：

"发汗，若下之后，烦躁者，茯苓四逆汤主之。

"茯苓四两　甘草二两，炙　干姜一两半　附子一枚，生用，去皮，破八片　人参二两

"上五味，以水三升，煮取一升二合，去滓，分温再服。"

"发汗，若下之后，反恶寒者，虚也，芍药甘草附子汤主之。但热者，实也，与调胃承气汤。

"芍药三两　甘草三两，炙　附子一枚，炮，去皮，破八片

"上三味，以水五升，煮取一升五合，去滓，分温三服。

"大黄四两，酒洗　甘草二两，炙　芒硝半升

"上三味，以水三升，煮取一升，去滓，内芒硝，更煮两沸，顿服。"

从《脉经》、《金匮玉函经》、康治本的相关条文可以看出，

宋本第 70 条当作“发汗，病不解，反恶寒者，虚故也，芍药甘草附子汤主之。不恶寒，但热者，实也，当和胃气，与调胃承气汤。”第 69 条系错简而进入芍药甘草附子汤证与调胃承气汤证之间，原 70 条前半段系衍文。康平本具有一样的问题，同样应予订正。

以上是从文句角度对这三条提出看法，再说三个方证。无疑，这三个方证条文描述都过于简略。发汗、攻下之后，如果畏寒属虚，用芍药甘草附子汤；如果烦躁，为虚阳外越，用茯苓四逆汤；如果转为发热，属热，用调胃承气汤（一说小承气汤）。临证当然不能仅凭几个症状便予处方，还需四诊合参，综合判断。

又，芍药甘草附子汤证，畏寒用附子可以理解，但为何用芍药，不好理解。难怪宋本方后有“疑非仲景方”五字。《金匮玉函经》相关条文，一处作芍药甘草附子汤，另一处则作甘草附子汤，也给人以猜测，“芍药”二字是否存在问题。

太阳病，发汗后，大汗出，胃中干，烦躁不得眠，欲得饮水者，少少与饮之，令胃气和则愈。若脉浮，小便不利，微热，消渴者，五苓散主之。方三十四。即猪苓散是。

猪苓十八铢，去皮　泽泻一两六铢　白术十八铢　茯苓十八铢　桂枝半两，去皮

上五味，捣为散，以白饮和服方寸匕，日三服。多饮暖水，汗出愈，如法将息。（宋本第 71 条）

发汗已，脉浮数，烦渴者，五苓散主之。三十五。用前第

三十四方。（宋本第 72 条）

大阳病，发汗后，大汗出，胃中干燥，烦不得眠，欲将饮水者，少少与饮之，令胃气和则愈。若脉浮，小便不利，微热，消渴者，五苓散主之。（康平本第 65 条・原文）

发汗已，脉浮数，烦渴者，五苓散主之。

猪苓去皮，十八铢　泽泻一两六铢　白术十八铢　茯苓十八铢　桂枝去皮，半两

上五味，捣为散，以白饮和服方寸匕，日三服。多饮暖水，汗出愈，如法将息。（康平本第 66 条・原文）

宋本第 71、72 条，与康平本第 65、66 条相当。两个本子的主要区别在于，五苓散在宋本是附于第 71 条之后的，而在康平本是附于第 66 条之后的，应以宋本为是。

宋本第 71 条（康平本第 65 条）论述太阳病发汗后，大汗出以后出现的两种情况。

第一种情况是，表已解，但胃中干燥，而见不得眠、口渴欲饮等症状，可少少饮之而愈。言下之意，不可骤饮。为何不能骤饮？宋本第 75 条提出："发汗后，饮水多必喘，以水灌之亦喘。"这在康平本为第 69 条，系追文，是后人的解说。我的观点是，这类患者胃中干燥只是一方面，另一方面还存在脾胃运化水湿功能的一过性失常，这种失常是短期内就能恢复的，但在恢复之前显然是不宜骤饮的。至于何以存在这种一过性失常，读完下述第二种情况，自能悟出。

第二种情况是，表未解，津液损失且输布失常。请注意，

这里的病理因素有三点：表未解、津液损失、津液输布失常。一般注家仅言及表未解，津液的问题，一方面囿于六经为经络之成说，而多从膀胱蓄水立论，另一方面又不能把津液的问题细分为津液损失与津液输布失常两个方面。

太阳病发汗过多，表未解，而津液损失，津液之失并不是全身均匀的，也就是说既有津液的损失，又有津液的输布不均。表未解，故脉浮、微热；津液损失，故小便不利而消渴；在津液损失的前提下津液输布不均，则有的地方更见津少，有的地方津液潴留而形成痰饮，这也可导致小便不利而消渴。津液输布失常的背后，当然是脾胃甚至肾运化水湿功能的不健全。

所以，不能简单地把本证理解为因发汗过多而导致津液少，否则就不能理解为何津液少还要用五苓散；同样，也不能简单地把本证理解为只有津液的输布失常，而看不到津液少的一面，这样就会简单地把五苓散看作是一首利水剂。必须同时理解津液损失与津液输布失常这两个方面，我将此称之为“水壅津亏并见证”。

条文用“微热”表示表证不严重，所以仅用一味桂枝解表。津液已伤，故“多饮暖水”。而饮的是“暖”水，又有利于解表，故曰“汗出愈”。这里为何是“多饮暖水”，而不是“少少与饮之”呢？因为患者同时在服五苓散。也就是说，一般应少少饮水，但在服用五苓散的情况下，可以多饮暖水。

五苓散，如果离开原文的语境，单看药物组成，是可以将它理解为利水剂的，因为桂枝温肾通阳化气以利水，白术、茯苓健脾利水，猪苓、泽泻淡渗利水。但在此证，又决不能将它简单地看作利水剂。这首方剂与桂枝汤需配合将息法一样，应当配合“多饮暖水”，似在模拟人体津液代谢的生理过程，即脾肾为主导的运化水湿的功能，这是一种协助自然疗能的治疗方法。

具体地说，桂枝汤治疗恶风、发热、自汗的患者，要啜热稀粥且温覆以发汗，目的是重建人体的正常出汗机制。五苓散治疗津液损失且分布异常的患者，要多饮暖水，目的是补充津液，然后依靠药物温通下焦，健运中州，且利水，模拟进而恢复人体正常的水液代谢功能。在此过程中，缺失的津液得以补充，多余的痰饮得以清除。

宋本第72条（康平本第66条）于五苓散证，又补充了脉数一症。

伤寒，汗出而渴者，五苓散主之；不渴者，茯苓甘草汤主之。方三十六。

茯苓二两　桂枝二两，去皮　甘草一两，炙　生姜三两，切

上四味，以水四升，煮取二升，去滓，分温三服。（宋本第73条）

伤寒，汗出而渴者，五苓散主之；小渴者，茯苓甘草汤主之。

茯苓二两　桂枝去皮，二两　甘草炙，一两　生姜切，三两

上四味，以水四升，煮取二升，去滓，分温三服。（康平本第67条·原文）

宋本第73条，与康平本第67条相应，差别唯在于前者

“不渴”，后者作“小渴”，疑后者为传抄之误，当以宋本为是。

从文字上看，本条的要害在于两方的鉴别使用。五苓散证见口渴一症，而茯苓甘草汤证则不渴。

五苓散证为何口渴？前已讨论，一方面因为津液损失，另一方面因为津液输布失常。那么，茯苓甘草汤证又何以不渴？不渴是一个症状，还是现代所谓的阴性症状，即没有口渴这一症状？

李心机教授《伤寒论通释》指出，“历来注释多认为‘不渴’是因为属胃中停水，津液犹能上达”。而他认为“不渴是气不化津病势轻浅，水停结聚浅缓，水气上潮所致。实际上，气不化津，水停结聚，‘渴’才是绝对的，不渴乃是相对之辞”。也就是五苓散证与茯苓甘草汤证病机一致，渴与不渴的病机也一致，只是轻重不同而已。他进而指出，“不渴”不是症状，“因此不能以‘不渴’作为应用茯苓甘草汤的指征”。

根据我的临床经验，我认为李氏的看法恐怕不对，不渴也可能是一个症状。此话怎讲？

临床问诊，医生问患者：你平时容易感到口渴吗？如患者回答：口不渴。一般医生很可能就不再继续问下去。

其实，口不渴可能有两层意思，一是正常的不渴，即在正常的饮水的情况下不感到口渴；二是不正常的口不渴，患者日常很少饮水，仍感觉口不渴。因为历来医书很少谈及口不渴的证治，所说的多是口渴的辨治，故医者容易关注口渴之症，当患者说口不渴时，我们就想当然地认为他是正常的，却没有想到要进一步追问下去：你口不渴，那你大概一天喝多少水？这里又需排除患者口不渴而主动喝水，因为时下患者每每受到

“一天要喝八杯水”的宣传，故虽口不渴而杯不离手。所以你若只问患者一天的喝水量，未必能得到真相。因此，也会有患者其实口不渴而说自己口渴，并以自己的喝水量多为证据。故而我常常追问患者：假定你人在外面，又没有水喝，你大概多久会感到口渴而想要去喝呢？通过设身处地地考虑到患者的种种可能性，从而合理地设计问题，就有可能得到真相。

我在临床上就遇到过一天几乎不喝水，一整天只有两次小便的患者。她已习以为常，并没有将此作为一个症状主动告诉医生，是在我仔细询问中才获知的。这样严重的口不渴患者与口渴的患者相比，确实是少见的，但是如果你能够关注，且在问诊时仔细追问，你会发现实际上类似的患者其实还真的不少（只是没有那么厉害而已）。当然，注意设计合理的问法，这一点非常重要。

再论病机。因条文给出的症状极少，故不得不以方测证。从方剂组成看，茯苓甘草汤与苓桂术甘汤仅一药之差，即多一味生姜，而少一味白术；与五苓散的差别则在缺猪苓、泽泻、白术，而多生姜、甘草。可见茯苓甘草汤意在暖脾散饮，而不是健脾利水。故本方证的病机在脾胃虚寒而水饮困顿，所以患者无口渴的感觉。

当然，五苓散证见口渴一症，而茯苓甘草汤证口不渴，这只是本条条文的作者的看法。茯苓甘草汤证的病机，我给出的也只是理论上的推导。这是基于原文、原义的看法。

但如从事实出发，我认为本条条文的观点本身就是不正确的。

我以为，不仅茯苓甘草汤证可以不渴，五苓散证、苓桂术甘汤证都可以有口不渴的症状。因为这两个方证都存在痰饮内停的病机，故口不渴其实是常态；如果痰饮阻碍津液上承，则可以有消渴之症。所以在临床上，我用五苓散或苓桂术甘汤治杂病，所治者多口不渴的症状，口渴患者反而较少。而经治后，患者除主症消失外，口不渴也减轻。也曾试用过茯苓甘草汤，但感觉效果并不比五苓散、苓桂术甘汤好，所以后来便以五苓散、苓桂术甘汤为主了。

那么，这三首方剂还有区别吗？

我的回答是：其实无甚区别，一定要说区别，因为组成上有区别，故以方测证，也能找到主治之区别，但是从本质上讲那一定是无甚区别的。

人们还会追问：既然无甚区别，为何会有五苓散、苓桂术甘汤、茯苓甘草汤三张不同的处方呢？那应该没有必要制订不同的处方啦！

我的看法是，恐怕还是因为《伤寒论》的原文也可能出自不同的“原始作者”，也就是说五苓散可能出自某一传人，而苓桂术甘汤可能出自同一流派的另一传人，茯苓甘草汤则又出自另外的传人。这三位传人可能是师兄弟的关系，也可能是师伯与师侄的关系，当然也可以相隔了几代人，但是学术上还是比较接近的，只是用药上必然有各人的偏好与习惯，故有五苓散与苓桂术甘汤、茯苓甘草汤的相似与不同，但本质上还是一码事。

中风发热，六七日不解而烦，有表里证，渴欲饮水，水入则吐者，名曰水逆，五苓散主之。三十七。用前第三十四方。

（宋本第 74 条）

中风发热，六七日不解而烦渴（傍注：有表里证），欲饮水，水入口吐者（傍注：名曰水逆），五苓散主之。（康平本第 68 条·原文）

宋本第 74 条与康平本第 68 条相当，前者“有表里证”“名曰水逆”在后者为傍注。

本条补充了五苓散证消渴的症状，即“渴欲饮水，水入则吐”。此由于患者津液输布失常，局部津液少，而又有水饮阻遏，故既欲饮水，饮之又吐。本条有表证，有津液输布失常，而无津液伤。

又，《金匮要略·痰饮咳嗽病脉症并治》云：“假令瘦人脐下有悸，吐涎沫而癫眩，此水也，与五苓散。”此属无表证，无津液伤，而只有津液输布异常（即水饮）的五苓散证。

未持脉时，病人手叉自冒心，师因教试令咳而不咳者，此必两耳聋无闻也。所以然者，以重发汗，虚故如此。发汗后，饮水多必喘；以水灌之亦喘。（宋本第 75 条）

未持脉时，病人手叉自冒心，师因教试令咳而不咳者，此必两□聋无闻也，所以然者，重以发汗虚故也。（康平本第 69 条·追文）

发汗后，饮水多必喘；以水灌之亦喘。（康平本第 70 条·追文）

宋本第75条与康平本第69、70条相当。

山田正珍《伤寒论集成》注宋本75条前半段引刘栋语云："此条后人之所掺，恐是上文'叉手冒心'之注，误出于此也。"山田氏云："此条王叔和敷演桂枝甘草汤条意者，辞气与《平脉法》相似，决非仲景氏之言也。宜删。"

而75条后半段刘栋氏的意见为"上文水逆之注也"。

事实是康平本第69、70条均为追文。

发汗后，水药不得入口为逆。若更发汗，必吐下不止。发汗、吐下后，虚烦不得眠，若剧者，必反复颠倒音到，下同，心中懊憹，栀子豉汤主之；若少气者，栀子甘草豉汤主之；若呕者，栀子生姜豉汤主之。三十八。

栀子豉汤方

栀子十四个，擘　香豉四合，绵裹

上二味，以水四升，先煮栀子，得二升半，内豉，煮取一升半，去滓，分为二服，温进一服，得吐者，止后服。

栀子甘草豉汤方

栀子十四个，擘　甘草二两，炙　香豉四合，绵裹

上三味，以水四升，先煮栀子、甘草，取二升半，内豉，煮取一升半，去滓，分二服，温进一服，得吐者，止后服。

栀子生姜豉汤方

栀子十四个，擘　生姜五两　香豉四合，绵裹

上三味，以水四升，先煮栀子、生姜，取二升半，内豉，

煮取一升半，去滓，分二服，温进一服，得吐者，止后服。（宋本第 76 条）

发汗后，水药不得入口（傍注：为逆），若更发汗，必吐下不止。发汗、吐下后，虚烦不得眠，若剧者，必反复颠倒，心中懊侬，栀子豉汤主之；若少气者，栀子甘草豉汤主之；若呕者，栀子生姜豉汤主之。

栀子豉汤方

栀子擘，十四个　香豉绵裹，四合

上二味，以水四升，先煮栀子，得二升半，内豉，煮取一升半，去滓，分为二服，温进一服，得吐者，止后服。

栀子甘草豉汤方

栀子擘，十四枚　甘草炙，二两　香豉绵裹，四合

上三味，以水四升，先煮栀子、甘草，取二升半，内豉，煮取一升半，去滓，分二服，温进一服，得吐者，止后服。

栀子生姜豉汤方

栀子擘，十四个　生姜五两　香豉绵裹，四合

上三味，以水四升，先煮栀子、生姜，取二升半，内豉，煮取一升半，去滓，分二服，温进一服，得吐者，止后服。（康平本第 71 条·原文）

本条论述发汗后脾胃受损的栀子豉汤证、栀子甘草豉汤证、栀子生姜豉汤证。

发汗后，脾胃受损，故水药不得入口，如果再次发汗，病情更加严重而吐下不止，且见嘈杂、恶心等症，病甚者坐卧不

安，影响睡眠。

条文中提到的虚烦、懊侬两症，一般认为是心情烦躁、郁闷不快的意思。李心机教授《伤寒论通释》对此有详细的考辨，认为虚烦是胃中空虚、恶心欲吐之意，而懊侬则是嘈杂的意思。其分析还是有相当说服力的，当从之。

栀子豉汤，以栀子、豆豉清胃中郁热，临床对嘈杂、恶心之症确有较好疗效。若少气，更加甘草，而成栀子甘草豉汤；呕吐，则加生姜，而成栀子生姜豉汤。

因患者本有嘈杂、恶心之症，“得栀子豉汤偶有呕吐，则是非常合乎病情变化的……服栀子豉汤得吐后，病情必得缓解，在此情况下‘止后服’，在法理之中”。李氏的分析尚合乎情理，而后世不少注家以栀子豉汤为吐剂，则是完全讲不通，也不符合临床实际的。

发汗，若下之，而烦热、胸中窒者，栀子豉汤主之。三十九。用上初方。（宋本第 77 条）

发汗，若下之，而烦热、胸中窒者，栀子豉汤主之。（康平本第 72 条·原文）

本条补充了栀子豉汤证的脉症，即“烦热、胸中窒”。烦热为胃中灼热，胸中窒为胸闷痞塞。用现代眼光看，当是食道炎、胃炎症状，事实上栀子豉汤治此确有良效。我常用栀子配伍黄芩、连翘，即时方凉膈散中的药组，多能取效。

伤寒五六日，大下之后，身热不去，心中结痛者，未欲解也，栀子豉汤主之。四十。用上初方。（宋本第 78 条）

伤寒五六日，大下之后，身热不去，心中结痛者，未欲解也，栀子豉汤主之。（康平本第 73 条·原文）

本条又补充了栀子豉汤证的脉症，即“身热不去，心中结痛”。身热不去，表明表证未解，可以栀子豉汤解表清热，但以方测证而可知表邪必不重。心中结痛，当为胃脘的闷痛，可用栀子豉汤除胃中郁热而痛消。

因为中药一药而多具有多方面功效，故能治疗多种病症，至于多味中药组成的复方就更具有多重效能而可以从多角度、多方面去不断丰富它的主治。关于这一点，拙著《方剂学新思维》第八章“方剂运用论”中曾详细阐述，感兴趣的读者可以参阅。

栀子豉汤因为既有解表作用，又有清胃功效，故“身热不去，心中结痛”可用之；无外证，只有嘈杂、恶心、胸闷痞塞、胃中灼热闷痛亦可治疗。

伤寒下后，心烦腹满，卧起不安者，栀子厚朴汤主之。方四十一。

栀子十四个，擘　厚朴四两，炙，去皮　枳实四枚，水浸，炙令黄

上三味，以水三升半，煮取一升半，去滓，分二服，温进一服，得吐者，止后服。（宋本第 79 条）

伤寒下后，心烦腹满，卧起不安者，栀子厚朴汤主之。

栀子擘，十四个　厚朴去皮，四两　枳实浸水，炙令黄，四枚

上三味，以水三升半，煮取一升半，去滓，分二服，温进一服，得吐者，止后服。（康平本第74条·原文）

本条言下后脾胃受损，恶心腹胀，用栀子清胃热，厚朴、枳实理气消滞。

伤寒，医以丸药大下之，身热不去，微烦者，栀子干姜汤主之。方四十二。

栀子十四个，擘　干姜二两

上二味，以水三升半，煮取一升半，去滓，分二服，温进一服，得吐者，止后服。（宋本第80条）

凡用栀子汤，病人旧微溏者，不可与服之。（宋本第81条）

伤寒，医以丸药大下之，身热不去，微烦者，栀子干姜汤主之。大下之后，复发汗（傍注：亡津），小便不利者，勿治之，得小便利，必自愈。下之后，复发汗，必振寒，脉微细（嵌注：所以然者，以内外俱虚故也）。下之后，发汗，昼日烦躁不得眠，夜而安静，不呕，不渴，无表证，脉沉微，身无大热者，干姜附子汤主之。

栀子干姜汤方

栀子擘，十四个　干姜一两

上二味，以水三升半，煮取一升半，去滓，分二服，温进

一服，得吐者，止后服。（康平本第 75 条・原文）

凡用栀子汤，病人旧微溏者，不可与服之。（康平本第 76 条・追文）

干姜附子汤方

干姜一两　附子生用，去皮，破八片，一枚

上二味，以水三升，煮取一升，去滓，顿服。（此方为原文格式，本应接于 75 条之后，然抄写者误书于 76 条追文之后）

宋本第 80 条只有短短一句话。康平本第 75 条除此之外，还有三句话。而这三句话相当于宋本的第 59 条～61 条。我们在前面的篇章已经谈到，条文的次序排列当以康平本更为合理。这里不再重复，只讨论本条本身的文义和临床意义。

伤寒，医以丸药大下之，患者外证“身热不去”，同时有轻微的恶心、胃脘不适，用栀子而一举两得。何以用干姜？因为条文过于简略，不得不以方测证，患者大下之后脾胃阳气受损，应有便溏等症，故用干姜。

如果“大下之后，复发汗”，患者仅仅只是小便不利，而无他症，那是因为津液因下、因汗损失较多，不需要特殊的治疗，“得小便利，必自愈”。

如果“下之后，复发汗”，病情较重者，会出现振寒，脉微细等症。更严重的正气大虚，昼日烦躁不得眠、夜而安静，脉沉微，选用干姜附子汤治疗。这里的烦躁一症热证多见，但亦见于虚寒重证，故需进行必要的鉴别。不呕排除少阳病，不渴排除阳明病，无表证即非太阳病，而由脉沉微可以推断为少阴病阳气大衰、虚阳外越之真寒假热证。

至于选用的干姜附子汤，李心机教授《伤寒论通释》云："本证属于阳气骤然脱衰，故仲景选用干姜附子汤，本方与四逆汤比较，虽少用半两干姜，然不用和缓之甘草，且煎服一升顿服，相比之下，四逆汤是煮取一升二合，分温再服，每次只服六合……其特点是急速回阳以救危，其证比四逆汤证显得更加急重。"其说可从。但也不排除四逆汤、干姜附子汤出于不同"原始作者"之手的可能。

太阳病发汗，汗出不解，其人仍发热，心下悸，头眩，身瞤动，振振欲擗一作僻地者，真武汤主之。方四十三。

茯苓　芍药　生姜各三两，切　白术二两　附子一枚，炮，去皮，破八片

上五味，以水八升，煮取三升，去滓，温服七合，日三服。（宋本第 82 条）

太阳病发汗，汗出不解，其人仍发热，心下悸，头眩，身瞤动，振振欲擗地者，玄武汤主之。（康平本第 77 条·原文）

本条论述发汗引致肾阳虚损，水饮上凌，而见心下悸、头眩、身瞤动，振振欲擗地的真武汤（康平本作玄武汤）证。

心下悸、头眩、身瞤动，振振欲擗地属水饮证的常见临床表现，苓桂术甘汤证亦能见到。故不能简单地以这些症状作为临床使用真武汤的指征，也不能以此与苓桂术甘汤证作鉴别。要用好真武汤，还得以方测证。从真武汤用附子，而苓桂术甘

汤用桂枝可以看出，真武汤温阳，特别是温肾阳之力，更胜一筹。因此，选用真武汤的关键应在肾阳虚，且其程度较苓桂术甘汤证应更严重一点。

至于发热一症，有的注家认为属外感，有的注家认为系虚阳外越所致，两说皆通。

咽喉干燥者，不可发汗。（宋本第83条）

咽喉干燥者，不可发汗。（康平本第78条·准原文）

淋家，不可发汗，发汗必便血。（宋本第84条）

淋家，不可发汗，发汗必便血。（康平本第79条·准原文）

疮家，虽身疼痛，不可发汗，汗出则痓。（宋本第85条）

疮家，虽身疼痛，不可发汗，汗出则痓。（康平本第80条·准原文）

衄家，不可发汗，汗出必额上陷，脉急紧，直视不能眴音唤，又胡绢切，下同，一作瞬，不得眠。（宋本第86条）

衄家，不可发汗，汗出则必额上陷，脉急紧，直视不能目眴，不得眠。（康平本第81条·准原文）

亡血家，不可发汗，发汗则寒栗而振。（宋本第87条）

亡血家，不可发汗，发汗则寒栗而振。（康平本第82条·准原文）

汗家，重发汗，必恍惚心乱，小便已阴疼，与禹余粮丸。四十四。方本阙。（宋本第88条）

汗家，重发汗，必恍惚心乱，小便已阴疼，与禹余粮丸。（康平本第83条·准原文）

病人有寒，复发汗，胃中冷，必吐蛔。一作逆。（宋本第89条）

病人有寒，复发汗，胃中冷，吐蛔。（康平本第84条·准原文）

宋本第83条～89条，其相应的康平本条文均为准原文。这些条文主要讨论发汗法的禁忌证。此外，宋本第49、50条还曾涉及不可发汗的脉象："尺中脉微"与"尺中迟"。这两条条文在康平本亦为准原文。

我以为，医家的能事在于将本属禁忌的情况，通过某些手段的运用而使之不再成为禁忌。更何况这些条文有的把话讲得过于绝对，有的本来也未必不可用发汗法。因此我认为，对这些条文揭示的状况，我们在临床上只需慎重对待即可，而不一定要完全禁忌。

事实上，古代医家许叔微、张锡纯对上述某些条文已有突破。

许氏治邱忠臣属"麻黄证而尺迟弱"，先用建中汤调理，六七日后尺脉方应，此时才用麻黄汤治疗。

张氏遇麻黄汤证，但禀赋阴亏者，用麻黄汤加知母；如阳虚者则"加补气之药以助之出汗"；若咽喉疼痛者，将桂枝减半，加天花粉六钱、射干三钱，咽喉疼痛且肿者，麻黄亦减半，并去桂枝，再加生蒲黄三钱消肿；如患者素有吐血，虽已愈，仍宜去桂枝，以防风二钱代之，再加生杭芍三钱。

这些用药方法，颇具巧思，颇见功力，更反映出医家并不盲从经典，而是通过实践，思考如何解决临床实际问题。我效法许氏、张氏，曾治一患者，反复感冒后，遗留肢体酸痛而浑身无力，以麻黄汤加党参、黄芪、荆芥、防风、羌活、独活，温覆取汗。患者汗后风寒得除，再施以补中益气汤善后。

本发汗，而复下之，此为逆也；若先发汗，治不为逆。本先下之，而反汗之，为逆；若先下之，治不为逆。（宋本第90条）

本发汗，而复下之，此为逆也；若先发汗，治不为逆。本先下之，而反汗之，此为逆，若先下之，治不为逆。（康平本第85条·追文）

宋本第90条，其康平本相应条文为追文。本条文辞累赘，特别是并没有讲清楚何时该用汗法，何时该用下法，故实空洞无物。

伤寒，医下之，续得下利，清谷不止，身疼痛者，急当救里；后身疼痛，清便自调者，急当救表。救里宜四逆汤，救表宜桂枝汤。四十五。用前第十二方。（宋本第91条）

伤寒，医下之，续得下利，清谷不止，身疼痛者，急当救里，后身疼痛，清便自调者，急当可救表。救里宜回逆汤，救表宜桂枝汤。（康平本第86条·原文）

本条通过举例的形式，论述有表里证，当辨缓急先后而论治。从文字上看，理解不难。而困难在于临床上面对具体而复杂的情况，如何把握原则进行取舍。这要求医者必须平时多读医案，并且多亲身实践，在临床上多锻炼、多揣摩，方能游刃有余。

病发热头痛，脉反沉，若不差，身体疼痛，当救其里，四逆汤方。

甘草二两，炙　干姜一两半　附子一枚，生用，去皮，破八片

上三味，以水三升，煮取一升二合，去滓，分温再服。强人可大附子一枚、干姜三两。（宋本第92条）

病发热头痛，脉反沉者，□□若不差，身体疼痛，当救其里，宜回逆汤。（康平本第87条·准原文）

宋本第92条，其康平本相应条文为第87条，系准原文；其《千金翼方》相应条文之句首有“师曰”二字。依康平本之例，条文中凡有师生之问答，均非原文。

陆渊雷《伤寒论今释》云：“‘若不差’上，当有阙文。”证之康平本，“若不差”上，果有阙文。陆氏又曰：“且以文势论，

亦必有‘可与’一句，然后‘若不差’句有所承接。”这种推理不无道理，只是就目前资料尚无法证实。

太阳病，先下而不愈，因复发汗，以此表里俱虚，其人因致冒，冒家汗出自愈。所以然者，汗出表和故也。里未和，然后复下之。（宋本第93条）

太阳病，先下而不愈，因后发汗。其人因致冒。（康平本第88条·原文）

冒家，汗出自愈。所以然者，汗出表和故也。里未和，然后复下之。（康平本第89条·准原文）

宋本第93条，其康平本相应条文为第88条、89条，前者系原文，后者为准原文。

陆渊雷《伤寒论今释》注解宋本第93条云：

“此条文不雅驯，理亦枘凿，非仲景之言也。表里俱虚而冒，为急性病过程中一种症候，不得称冒家，谬一也。冒家汗出自愈，此必表里已解，唯余冒症，乃能不药自愈。而下文云‘汗出表和’，则是汗未出时，表未解也，又云‘里未和，然后复下之’，则是既冒之后，里亦有未解者。正气则表里俱虚，邪气则表里未解，如此正虚邪盛，岂有汗出自愈之理？谬二也。若谓汗出自愈是愈其冒，非愈其表里，则表里俱虚而病不解者，急当救里攻表，岂可坐待冒愈，延误病机？谬三也。以是观之，非仲景之言甚明。”

陆氏所批驳的实际上宋本第93条的后半段，即相当于康平本第89条的那部分，其思辨精神值得钦佩。

太阳病未解，脉阴阳俱停一作微，必先振栗汗出而解。但阳脉微者，先汗出而解；但阴脉微一作尺脉实者，下之而解。若欲下之，宜调胃承气汤。四十六。用前第三十三方。一云用大柴胡汤。（宋本第94条）

太阳病未解，脉阴阳俱停，下之必先振栗，汗出而解（嵌注：但阳脉微者，汗出而解，但阴脉微者，下之而解）。若欲下之，宜调胃承气汤。（康平本第90条·原文）

宋本第94条，其康平本相应条文为第90条。

宋本“但阳脉微者，先汗出而解；但阴脉微一作尺脉实者，下之而解”一语，康平本作“但阳脉微者，汗出而解，但阴脉微者，下之而解”，为嵌注。从宋本这一句，或康平本这一嵌注，都可以看出“太阳病未解，脉阴阳俱停”之“停”作“微”方合理，否则前后文语意是不协调的。更何况“脉阴阳俱停”，人岂有生理？这本就是不通的。故宋本的注文“一作微”才是对的。

丹波元简《伤寒论辑义》就此条云：“据下文‘阴脉微’、‘阳脉微’推之，宋版注‘一作微’者，极为允当。”亦持相同看法。

陆渊雷《伤寒论今释》则云：“此条以脉之阴阳，辨病解之由于汗下，无论脉停脉微，其理皆不可通，其事皆无所验，明是迷信脉法之人，凭空臆测，非仲景之文。”

验之康平本，本条为原文，然即便删除嵌注，脉微而用调胃承气汤下之，仍属不可思议，故本条当存疑待考。

太阳病，发热汗出者，此为荣弱卫强，故使汗出，欲救邪风者，宜桂枝汤。四十七。方用前法。（宋本第 95 条）

大阳病，发热汗出者，此荣弱卫强，故使汗出，欲救邪风者，宜桂枝汤。（康平本第 91 条 · 追文）

宋本第 95 条，其康平本相应条文为第 91 条，系追文。

本条于桂枝汤证的症状学上别无贡献，只是提出了病机为荣弱卫强，于临床实无裨益。

伤寒五六日，中风，往来寒热，胸胁苦满，嘿嘿不欲饮食，心烦喜呕，或胸中烦而不呕，或渴，或腹中痛，或胁下痞鞕，或心下悸，小便不利，或不渴，身有微热，或咳者，小柴胡汤主之。方四十八。

柴胡半斤　黄芩三两　人参三两　半夏半升，洗　甘草炙　生姜各三两，切　大枣十二枚，擘

上七味，以水一斗二升，煮取六升，去滓，再煎取三升，温服一升，日三服。

若胸中烦而不呕者，去半夏、人参，加栝楼实一枚；若渴，去半夏，加人参合前成四两半，栝楼根四两；若腹中痛者，去黄芩，加芍药三两；若胁下痞鞕，去大枣，加牡蛎四两；若心

下悸，小便不利者，去黄芩，加茯苓四两；若不渴，外有微热者，去人参，加桂枝三两，温覆微汗愈；若咳者，去人参、大枣、生姜，加五味子半升、干姜二两。（宋本第96条）

伤寒五六日（傍注：中风），往来寒热，胸胁苦满，默默不欲饮食，心烦喜呕，或胁中烦而不呕，或渴，或腹中痛，或胸下痞鞕，或心下悸，小便不利，或不渴，身有微热，或咳者，小柴胡汤主之。

柴胡半斤　黄芩三两　人参三两　半夏洗，半升　甘草炙　生姜切，各三两　大枣擘，十六枚

上七味，以水一斗二升，煮取六升，去滓，再煮取三升，温服一升，日三服。

若胸中烦而不呕者，去半夏、人参，加栝楼实一枚；若渴者，去半夏，加人参合前成四两半，加栝楼根四两；若腹中痛者，去黄芩，加芍药三两；若胸下痞鞕，去大枣，加牡蛎四两；若心下悸，小便不利者，去黄芩，加茯苓四两；若不渴，外有微热者，去人参，加桂枝三两，温覆微汗愈；若咳者，去人参、大枣、生姜，加五味子半斤、干姜二两。（康平本第92条·原文）

宋本第96条，其康平本相应条文为第92条。

宋本“或胸中烦而不呕”，康平本作“或胁中烦而不呕”，而方后加减两本均作“若胸中烦而不呕者”，显然应以宋本为是。

一般认为小柴胡汤是少阳病主方，然何以《伤寒论》列小

柴胡汤证及其类方证于太阳病篇，而少阳病篇整篇条文寥寥无几，且涉及小柴胡汤或柴胡汤的条文仅仅区区两条？这是一个让人费解的问题。

李心机教授《伤寒论通释》认为这里存在一个误读传统。他说：

“自成无己把本条解释为‘邪在半表半里’之间，方有执认为‘所谓半表半里，少阳所主之部位’，至喻昌则把《伤寒论》中有关小柴胡汤方证的条文都移并于少阳病篇内，此后，程应旄、舒驰远以及《医宗金鉴》等，都把《伤寒论》中有关小柴胡汤的条文归并于少阳篇。由此而来，在《伤寒论》研究史上就产生了这样一种思维定势，即小柴胡汤证就是少阳病，从而形成了一个比较顽固的‘误读传统’。”

李氏认为：“太阳病是一个过程，在其变化过程中，可以形成若干个不同的证。”如宋本第 74 条的五苓散证，第 135 条的大陷胸汤证，第 152 条的十枣汤证，而小柴胡汤证同样也是太阳病过程中形成的一个证。

从宋本第 96 条看，李氏的观点是不错的。但宋本第 266 条（康平本第 268 条，系原文），在少阳病篇中，此条云：“本太阳病不解，转入少阳者，胁下硬满，干呕不能食，往来寒热，尚未吐下，脉沉紧者，与小柴胡汤。”此条见症与 96 条大致相同，只是明言由太阳病转入少阳。说明我们可以认为小柴胡汤证是太阳病的一种类型，也可以把它视为从太阳病转入的少阳病，即一种继发的少阳病。这两种认识都是对的。

至于少阳病的原发病，应包含于宋本第 263 条（康平本第 265 条，系原文）之中。“少阳之为病，口苦，咽干，目眩也。”

此条并未明言来路，只是论述了少阳病的主症，实际是包括了原发病与继发病。而《伤寒论》未就此给出明确的治疗方法。从临床实践看，我认为此条的范围其实是很广的，涵盖了小柴胡汤及其类方所主的诸方证，或者说就是柴胡证，但请注意不是小柴胡汤证，后者只是柴胡证之一。据此，也可以认为柴胡剂是少阳病主方。

总之，我认为：少阳病有原发病，有继发病；继发病由太阳病转入，故不严格说的话，也可以被认为是太阳病。少阳病的主方是柴胡剂，故少阳病也可以被认为是柴胡证，其中最有代表性的类型是小柴胡汤证，但不能把小柴胡汤证等同于少阳病。

至于李氏所谓的“误读传统”，我认为首先是因为《伤寒论》有被误读的基础。那就是《伤寒论》通行本本身的缺失，包括条文的内容有表述不尽清晰明白的地方，分篇与条文排列上存在不尽合理的地方，这些都容易导致人们在理解上出现问题。

另一方面，我认为所谓的“误读传统”也有其合理的一面，因为《伤寒论》通行本本身的不合理，而促使这些注家要进行他们认为的合理的改动，他们的初衷是要使《伤寒论》的条文更符合临床实际。所以我支持他们的改动行为，只是认为要更慎重、更合理才行，但改动的具体结果则未必赞同。

接下来，我们再讨论本条所示的小柴胡汤证的主症。

本条有四大症状，即往来寒热、胸胁苦满、嘿嘿不欲饮食、心烦喜呕。而从条文中的数种或然情况可知，往来寒热是可以不出现的，而可见微热；心烦喜呕也是可以不出现的，而可见胸中烦而不呕。至于嘿嘿不欲饮食，其实是不那么重要的，我们应该都有发烧之后胃口变差的经历。这样，只剩下胸胁苦满了。也就是说，往来寒热、胸胁苦满、嘿嘿不欲饮食、心烦喜呕是小柴胡汤证的常见症状，而其中最重要的应该是胸胁苦满。

请注意，主症是非常常见的症状，是有助于我们做出诊断的重要症状。但是反过来，我们不能够说必须出现此症，方能做出诊断。也不能够说，如果不出现此症，就不能做出诊断。

这牵涉到方证亚型的问题。如宋本第263条所示的是一种亚型，本条所示的又是一种亚型（实际是一组亚型）。前者可以不出现胸胁苦满之症，后者可以不出现口苦、咽干、目眩之症。当然，也都可以出现。这里简单提一下，以后还会讲到。

最后，我们讨论一下小柴胡汤的主药。

本方由柴胡、黄芩、人参、半夏、甘草、生姜、大枣共七味药组成。从方名看，无疑柴胡是主药。

再看方后的各种加减，有因为没有某些症状而减去某些药物，有因为有某些症状而减去某些药物——当然也有加味，但这里不论——然而，前面也说过，胸胁苦满是不会不出现的，而柴胡与甘草这两味药是七味药中从来没有减去过的。因此，可以推论柴胡是小柴胡汤的主药，且为治疗胸胁苦满的主药。

当然，柴胡所主不仅于此，《本经》称它去"肠胃中结气，饮食积聚，寒热邪气，推陈致新"，故柴胡外能解表清热而消寒热，内擅行气解郁而进饮食除心烦，它的作用是很全面的。

血弱气尽，腠理开，邪气因入，与正气相抟，结于胁下。

正邪分争，往来寒热，休作有时，嘿嘿不欲饮食。脏腑相连，其病必下，邪高痛下，故使呕也一云脏腑相违，其病必下，胁膈中痛，小柴胡汤主之。服柴胡汤已，渴者，属阳明，以法治之。四十九。用前方。（宋本第97条）

血弱气尽，腠理开，邪气因入，与正气相抟，结于胁下，正邪分争，往来寒热，休作有时，嘿嘿不欲饮食，脏腑相违，其病必下，邪高病下，故使呕也，小柴胡汤主之。（康平本第93条·准原文）

服柴胡汤已，渴者，属阳明，以法治之。（康平本第94条·准原文）

宋本第97条，其康平本相应条文为第93、94条，均为准原文。

山田正珍《伤寒论集成》引刘栋语云："此条后人所记，上条注文也。"（按，刘氏所据本将本条分作两条，其所谓"此条"实即康平本第93条。）

陆渊雷《伤寒论今释》则云："此条自'嘿嘿不欲饮食'以上，文意可解，而理不核，自'脏腑相连'以下，文意且不可解矣，此非仲景旧文，当删。"

刘氏的见解已为康平本所证明。陆氏的见解亦合理，当从之。

得病六七日，脉迟浮弱，恶风寒，手足温。医二三下之，不能食，而胁下满痛，面目及身黄，颈项强，小便难者，与柴胡汤，后必下重。本渴饮水而呕者，柴胡汤不中与也，食谷者哕。（宋本第98条）

得病六七日，脉迟浮弱，恶风寒，手足温，医二三下之，不能食，而胁下满痛，面目及身黄，颈项强，小便黄者，与柴胡汤，后必下重。（康平本第95条·准原文）

本渴饮水而呕者，柴胡汤不中与也，食谷者哕。（康平本第96条·追文）

宋本第98条，其康平本相应条文为第95、96条，前者为准原文，后者为追文。

山田正珍《伤寒论集成》引刘栋语云："此下'伤寒四五日'条之注文，后人所掺，误出于此也。"其推测有一定的合理性，可从。

伤寒四五日，身热恶风，颈项强，胁下满，手足温而渴者，小柴胡汤主之。五十。用前方。（宋本第99条）

伤寒四五日，身热恶风，颈项强，胁下满，手足温而渴者，小柴胡汤主之。（康平本第97条·原文）

本条也属小柴胡汤证，但显然与宋本第96条所描述的小柴胡汤证有些不同。其实小柴胡汤证是多种方证亚型的集合，96条、本条所示者均只是其中一种而已。请注意，我这样说实际上是不准确的，因为单单96条即包括了多种亚型。

方证亚型，是我杜撰的一个术语。一个方证，可以包含多个亚型。

另外，本条所示的热型“身热恶风”与96条不同，“颈项强”为96条所未涉及，而“胁下满”则应包含于96条“胸胁苦满”之中，或可算“胸胁苦满”的特殊类型，故本条亦说明“胸胁苦满”是小柴胡汤证具有特异性的主症。

伤寒，阳脉涩，阴脉弦，法当腹中急痛，先与小建中汤，不差者，小柴胡汤主之。五十一。用前方。

小建中汤方

桂枝三两，去皮　甘草二两，炙　大枣十二枚，擘　芍药六两　生姜三两，切　胶饴一升

上六味，以水七升，煮取三升，去滓，内饴，更上微火消解，温服一升，日三服。呕家不可用建中汤，以甜故也。（宋本第100条）

伤寒，阳脉涩，阴脉弦（傍注：法当腹中急痛），□□先与小建中汤，不差者，小柴胡汤主之。

小建中汤方

桂枝去皮，三两　甘草炙，二两　大枣擘，十二枚　芍药六两　生姜切，三两　胶饴一升

上六味，以水七升，煮取三升，去滓，内饴，更上微火消解，温服一升，日三服。（康平本第98条·原文）

呕家不可用建中汤，以甜故也。（康平本第 99 条 · 追文）

宋本第 100 条，其康平本相应条文为第 98、99 条，前者为原文，后者为追文。后者在宋本中混入小建中汤的方后注中。

宋本“法当腹中急痛”一语，在康平本则为傍注，然后世医家并不知此非原文，而多依此为临证运用小建中汤的证据并有卓效，故从临证实用角度看，此虽属后世傍注但不可废。

然此条条文的原义何在，因有阙文，而不可考。

伤寒中风，有柴胡证，但见一症便是，不必悉具。凡柴胡汤病证而下之，若柴胡证不罢者，复与柴胡汤，必蒸蒸而振，却复发热汗出而解。（宋本第 101 条）

伤寒中风，有柴胡证，但见一症便是，不必悉具。（康平本第 100 条 · 准原文）

凡柴胡汤病证而下之，若柴胡证不罢者，复与柴胡汤，必蒸蒸而振，却复发热汗出而解。（康平本第 101 条 · 准原文）

宋本第 101 条，其康平本相应条文为第 100、101 条，均为准原文。

宋本的前半段，即康平本第 100 条，虽非原文，但却有临床实际意义。“但见一症便是，不必悉具”，人们耳熟能详，但也众说纷纭，而一般注家的问题在于：拘泥于“一症”，以为“一症”是实指，而实际上“一症”只是虚指。

熊曼琪教授主编《中医药学高级丛书·伤寒论》云：

“对‘但见一症’的理解，诸家观点不一，有谓柴胡四大主症之一者，有谓提纲症并见四大主症之一者。笔者认为，凡此皆有拘泥文辞之嫌，‘一症’当作虚义看待，意指部分症状表现，而非必谓某一症状，仲景语意重点在于强调诸症‘不必悉具’。临证之际，只要见到小柴胡汤适应症的部分症候，且病机具有少阳邪郁特征者，即可选用此方，而不必待诸症悉现后方用之，此即小柴胡汤灵活运用之基本原则。”

李心机教授《伤寒论通释》云：

“‘伤寒中风，有柴胡证，但见一症便是’，是言在伤寒或中风发病过程中，在由若干症状组成的特定背景下，其中能反映小柴胡汤证病机的症状，就是那个‘一症’。这个‘一症’可能具有某些特异性如往来寒热、胸胁苦满等，也可能不具有特异性，如发热、呕吐、腹痛等，但都必须在特定的症状背景下，才具有‘但见一症便是’的诊断意义。”

熊氏、李氏的观点显然比单纯地去寻找哪些症状属于“一症”要高明得多，然仍有不惬意之处。我认为，要讲清楚这个问题，关键是搞明白两个问题。

第一，病证的诊断与方证的诊断不同。要诊断一个病证，其依据相对是固定的。比如要诊断肺痈，其依据是患者的症状和痰的性状。这个范围是很小的。而方证的诊断则不然。方证，是方剂的适应证。制方者创制一首方剂，将其运用于某一范围，或某些范围。后之医家则可能有所突破、发挥，根据他对方证病机的认识和对方中药物的认识拓展运用，因此方剂的适应证就扩大了（请参看拙著《方剂学新思维》第八章）。显然，方证的诊断就成为很难说清楚的事了，因为它的范围是很广的，边界是不清楚的。

第二，根据上述观点，我们可以知道方证实际上是多种亚型的复合体。小柴胡汤证是这样，其他方证也是这样。比如之前我们讨论过的栀子豉汤证。宋本第78条所示的是一个亚型，其症外有身热而心中结痛；第76、77条所示的又是一个亚型，其无外证，只有嘈杂、恶心、胸闷痞塞、胃中灼热闷痛等症。小柴胡汤证，我们前面也讨论过，单单第96条，就包括多种亚型。人们或许会问：既然每个方证都包括了多种亚型，那么何以小柴胡汤证才存在“但见一症便是”的问题呢？答案是小柴胡汤证的亚型特别多。一方面是因为太阳病继发少阳病或少阳原发病本身见症即较为复杂。另一方面是因为小柴胡汤的用药，药味虽不多，但药物多具有多种重要性能，故可治疗很多种病症。所以，“但见一症便是，不必悉具”的真义是：小柴胡汤证的亚型特别多，因此见症就会多样而复杂，不可能要求各种症状都出现，只要见到一种亚型就可用小柴胡汤来治疗。

伤寒二三日，心中悸而烦者，小建中汤主之。五十二。用前第五十一方。（宋本第102条）

伤寒二三日，心中悸而烦者，小建中汤主之。（康平本第102条·原文）

李心机教授《伤寒论通释》云：“本条不是对发病规律进行表述，即伤寒二三日，未必一定心中悸而烦，即使心中悸而烦也未必是小建中汤主之。本条可以看作是仲景的病案记录。”

我觉得李氏的看法是正确的。《伤寒论》中类似的病案记录，或者根据临床所见现象进行的记录，其实并不少见。这说明，《伤寒论》的雏形中应该有一部分是语录体。而语录体是没有谋篇布局的讲究的，因此就这部分内容而言，条文的排列次序是并不那么重要的，后人为了各种目的进行重新排列组合是有其合理性的。

再说这则医案，因为记叙很简单，需要方证合参。此“心中悸而烦”，当属中阳虚弱，气血不足，故用小建中汤健运中州，补益气血。而桂枝在方中既能健运中阳，其本身也具有宁心定悸的作用。

太阳病，过经十余日，反二三下之，后四五日，柴胡证仍在者，先与小柴胡。呕不止，心下急一云呕止小安，郁郁微烦者，为未解也，与大柴胡汤，下之则愈。方五十三。

柴胡半斤　黄芩三两　芍药三两　半夏半升，洗　生姜五两，切　枳实四枚，炙　大枣十二枚，擘

上七味，以水一斗二升，煮取六升，去滓再煎，温服一升，日三服。一方加大黄二两，若不加，恐不为大柴胡汤。（宋本第103条）

大阳病（傍注：过经）十余日，反二三下之，后四五日，柴胡证仍在者，先与小柴胡汤，呕不止，心下急，郁郁微烦者，为未解也，与大柴胡汤，下之则愈。

柴胡半斤　黄芩三两　芍药三两　半夏洗，半升　生姜切，五两　枳实炙，四枚　大枣擘，十二枚

上七味，以水一斗二升，煮取六升，去滓再煎，温服一升，日三服。（嵌注：一方加大黄三两。若不加，恐不为大柴胡汤。）（康平本第103条·原文）

宋本第103条，其康平本相应条文为103条，系原文。宋本“过经”二字，在康平本为傍注。

本条述太阳病柴胡证（即继发于太阳病的少阳病），误用下法，幸而患者未遭遇明显后果，四五日后病仍属柴胡证，但患者究竟属于柴胡证中哪一类型呢？据后文之义似应为大柴胡汤证，但医者可能考虑到患者已经二三下之，故不敢再用大柴胡汤攻下，结果病情未缓解，患者呕不止，心下急，郁郁微烦，重新辨证，予大柴胡汤而愈。显然这也是一则具体的医案。

伤寒，十三日不解，胸胁满而呕，日晡所发潮热，已而微利，此本柴胡证，下之以不得利，今反利者，知医以丸药下之，此非其治也。潮热者，实也。先宜服小柴胡汤以解外，后以柴胡加芒硝汤主之。五十四。

柴胡二两十六铢　黄芩一两　人参一两　甘草一两，炙　生姜一两，切　半夏二十铢，本云五枚，洗　大枣四枚，擘　芒硝二两

上八味，以水四升，煮取二升，去滓，内芒硝，更煮微沸，分温再服，不解更作。臣亿等谨按：《金匮玉函》方中无芒硝。别一方云，以水七升，下芒硝二合，大黄四两，桑螵蛸五枚，煮取一升半，服五合，微下即愈。本云柴

胡再服，以解其外，余二升加芒硝、大黄、桑螵蛸也。（宋本第104条）

伤寒，十三日不解，胸胁满而呕，日晡所发潮热，已而微利（嵌注：此本柴胡，下之而不得利，今反利者，知医以丸药下之，非其治也）（傍注：潮热者，实也），先宜服小柴胡汤以解外，后以柴胡加芒硝汤主之。

柴胡二两十六铢　黄芩一两　人参二两　甘草炙，一两　生姜切，一两　半夏洗，二十铢（傍注：本云五枚）　大枣擘，四枚　芒硝二两

上八味，以水四升，煮取二升，去滓，内芒硝，更煎微沸，分温再服（嵌注：不解更作）。（康平本第104条·原文）

宋本第104条，其康平本相应条文为第104条，系原文。宋本"此本柴胡证，下之以不得利，今反利者，知医以丸药下之，此非其治也"，在康平本作"此本柴胡，下之而不得利，今反利者，知医以丸药下之，非其治也"，系嵌注。"潮热者，实也"，则为傍注。

本条虽为原文，然我怀疑可能是后期作者之言。原因有二：

第一，柴胡加芒硝汤颇具疑点。此方在《伤寒论》中仅一见，且只用大约小柴胡汤的三分之一剂量，加芒硝，而组成方剂。这显得与《伤寒论》中其他柴胡剂不甚相似。

第二，本条述伤寒病十三日不解，见太阳病转向少阳病的柴胡证，又见"日晡所发潮热，已而微利"的阳明证，本可用大柴胡汤解外清里，何必先用小柴胡汤，后用柴胡加芒硝汤呢？

伤寒十三日，过经谵语者，以有热也，当以汤下之。若小便利者，大便当鞕，而反下利，脉调和者，知医以丸药下之，非其治也。若自下利者，脉当微厥，今反和者，此为内实也，调胃承气汤主之。五十五。用前第三十三方。（宋本第 105 条）

伤寒，十三日不解，时谵语者（傍注：过经），以有热也，当以汤下之。（康平本第 105 条 · 原文）

若小便利者，大便当鞕，而反下利，脉调和者，知医以丸药下之，非其治也。若自下利者，脉当微厥，今反和者，此为内实也，调胃承气汤主之。（康平本第 106 条 · 准原文）

宋本第 105 条，其康平本相应条文为第 105、106 条，前者系原文，后者为准原文。前一条述伤寒病十三日不解，而见谵语，病已属阳明，当攻下清热。后一条一方面反映了当时误用丸药攻下的情况，另一方面则用脉诊鉴别下利之成因，如果脉不虚，则属实热所致下利，当用调胃承气汤。

太阳病不解，热结膀胱，其人如狂，血自下，下者愈。其外不解者，尚未可攻，当先解其外；外解已，但少腹急结者，乃可攻之，宜桃核承气汤。方五十六。后云，解外宜桂枝汤。

桃仁五十个，去皮尖　大黄四两　桂枝二两，去皮　甘草二两，炙　芒硝二两

上五味，以水七升，煮取二升半，去滓，内芒硝，更上火，

微沸下火，先食温服五合，日三服，当微利。（宋本第106条）

太阳病不解，热结膀胱，其人如狂，血自下（傍注：血自下者愈）。其外不解者，尚未可攻，当先解其外；外解已，但小腹急结者，乃可攻之，宜核桃承气汤。

桃仁去皮尖，五十个　大黄四两　桂枝去皮，二两　甘草炙，二两　芒硝二两

上五味，以水七升，煮取二升半，去滓，内芒硝，更上火，微沸下火，先食温服五合，日三服（嵌注：当微利）。（康平本第107条·原文）

本条讨论三个问题。

第一个问题，宋本第106条谓："太阳病不解，热结膀胱，其人如狂，血自下，下者愈。"然何能"血自下，下者愈"？有的注家从病情较轻，血瘀初成，有自愈倾向的角度做出解释。然从临床看，自愈的可能性似极小。

山田正珍《伤寒论集成》谓"'下者愈'三字，《脉经》作'下之则愈'四字，宜从而改。否则下文'尚未可攻'一句，无所照应也。"证之康平本，"下者愈"三字本非原文，而作"血自下者愈"，为傍注。也就是说，太阳病不解热结膀胱并无自愈的机转。

第二个问题，本条强调了有表证者，当先解表的原则。杨麦青先生曾治一流行性出血热（发热期，中型）患者，男性，42岁，症见恶寒发热，微汗出，头痛，目眶痛，腰痛，肢节烦痛，恶心呕吐，口苦咽干，喜凉饮，小便自利。有"三红"现象，皮肤见瘀点，少腹痛，舌红苔黄，脉浮滑。起初只注意其出

血渗血倾向，未注意其尚有恶寒、头痛，而投桃核承气汤1剂。服药后，血压遂即下降（74/60mmHg），体温上升（39.0℃），心率加快（136次/分），神情烦躁，一般情况恶化，但四肢尚温，舌淡红。认为是表邪未解，下之太早，改投四逆散2剂而缓解。[①]此案验证了本条提出的治疗原则，可供读者参考。

第三个问题，条文谓“太阳病不解，热结膀胱，其人如狂，血自下”，那么病位是否在膀胱？血来源于小便？从条文看似应作如此理解。杨麦青先生曾对流行性出血热与蓄血[②]的关系做出研究。杨氏及其团队1983年冬收治的112例流行性出血热中，出现蓄血的有40例之多，其症状大抵有：发热，喜凉饮或漱水不欲咽，头痛如裂，结膜充血，舌下静脉瘀血，软腭部黏膜及皮肤见瘀斑瘀点，重者有出血倾向，其人如狂或发狂，少腹急结，腰痛难伸。小便自利或不利，其色黄。大便秘结，其色黑。舌质红或紫黯，苔黄。脉沉弦有力或兼滑象。按杨氏观察，小便色黄而大便色黑，“血自下”显然应该是大便下血。然杨氏说：“我们认为‘蓄血’的部位在下焦，膀胱，亦即相当于现代医学肾的病理生理部位。”[③]我认为，杨氏这么说，恐怕还是从中西医之间的联系与沟通着眼的。即流行性出血热出现DIC及急性肾功能衰竭，属中医的蓄血证，故蓄血证的病位在肾，即中医的下焦膀胱。

我觉得杨氏及其团队的临床观察与实践是非常可贵的。从

① 此案见于杨麦青《伤寒论现代临床研究》（中国中医药出版社1992年出版）202页。

② “蓄血”一词，见宋本第237条（康平本第240条，系原文）。

③ 杨麦青《伤寒论现代临床研究》198～200页。

他们的观察看，蓄血应该是大便下血（大便色黑未必是大便下血，但古人限于条件可能认为属大便下血）。至于病位，依据现代医学做出阐述，似乎不妥。我觉得应该中医的归中医，现代医学的归现代医学。即从中医角度看，病位应该在肠，从现代医学看，则应该属DIC及急性肾功能衰竭。

但是，流行性出血热是一种病变范围较广，受累器官较多，临床表现多样的疾病。临床上确实会有患者表现为血尿。本条云“热结膀胱”，另一种可能是当时的医家确实见到小便出血的患者。

因此，归纳起来说，本条的下血可以是大便出血，也可以是小便出血，病位从原文看应为膀胱，然若大便出血，病位在肠。从现代医学的角度看，流行性出血热在病程中可以出现蓄血的表现，其症状中可有大便色黑（可以是便血，也可以不是便血），也可以有血尿。

伤寒八九日，下之，胸满烦惊，小便不利，谵语，一身尽重，不可转侧者，柴胡加龙骨牡蛎汤主之。方五十七。

柴胡四两　龙骨　黄芩　生姜切　铅丹　人参　桂枝去皮　茯苓各一两半　半夏二合半，洗　大黄二两　牡蛎一两半，熬　大枣六枚，擘

上十二味，以水八升，煮取四升，内大黄，切如棋子，更煮一两沸，去滓，温服一升。本云柴胡汤，今加龙骨等。（宋本第107条）

伤寒八九日，下之，胸满烦惊，小便不利，谵语，一身尽重，不可转侧者，柴胡加龙骨牡蛎汤主之（嵌注：本云柴胡汤，

今加龙骨等）。

又方

柴胡四两　龙骨　黄芩　生姜切　铅丹　人参　桂枝　茯苓各一两半　半夏洗，二合半　大黄二两　牡蛎一两半　大枣擘，六枚

上十二味，以水八升，煮取四升，内大黄，切如棋子，更煮一两沸，去滓，温服一升。（康平本第108条·原文）

本条述伤寒误下，阳气受挫，表邪内陷，水湿困顿，心神被扰的证治。

伤寒八九日，误用下法，阳气受挫，表邪内陷。其病一方面邪未能祛除，而深入少阳、阳明，故见胸满谵语，另一方面阳气受挫，虚烦易惊，水湿困顿，则小便不利而身重不可转侧。方选柴胡加龙骨牡蛎汤治疗。此方以小柴胡汤约半量，加大黄，清少阳、阳明之热，又用桂枝、茯苓配小柴胡汤中本有之人参、生姜、半夏温阳健脾化饮除湿，加龙骨、牡蛎、铅丹配桂枝、茯苓扶阳宁神。

伤寒，腹满谵语，寸口脉浮而紧，此肝乘脾也，名曰纵，刺期门。五十八。（宋本第108条）

伤寒，腹满谵语，寸口脉浮而紧，此肝乘脾也，名曰纵，刺期门。（康平本第109条·追文）

伤寒发热，啬啬恶寒，大渴欲饮水，其腹必满；自汗出，小便利，其病欲解。此肝乘肺也，名曰横，刺期门。五十九。

（宋本第 109 条）

伤寒发热，啬啬恶寒，大渴欲饮水，其腹必满；自汗出，小便利，其病欲解。此肝乘肺也，名曰横，刺期门。（康平本第 110 条 · 追文）

宋本第 108、109 条，陆渊雷《伤寒论今释》是这么评论的："（这两条）论纵横，皆用刺法。《平脉篇》云：水行乘火，金行乘木，名曰纵；火行乘水，木行乘金，名曰横；水行乘金，火行乘木，名曰逆；金行乘水，木行乘火，名曰顺也。然则纵横云者，依五行为说耳，仲景不言五行，不言五脏，亦未有但刺而不药者，钱氏、柯氏、周氏、张氏诸家，并删此二条，是也。"

陆氏等的看法是正确的，康平本这两条均为追文。

太阳病二日，反躁，凡熨其背而大汗出，大热入胃一作二日内，烧瓦熨背，大汗出，火气入胃，胃中水竭，躁烦，必发谵语。十余日振栗自下利者，此为欲解也。故其汗从腰以下不得汗，欲小便不得，反呕，欲失溲，足下恶风，大便鞕，小便当数，而反不数及不多，大便已，头卓然而痛，其人足心必热，谷气下流故也。（宋本第 110 条）

太阳病二日，反躁，反熨其背大汗出，大热入胃，胃中水竭，躁烦，必发谵语（嵌注：十余日振栗自下利者，此为欲解），故其发汗，从腰以下不得汗，欲小便不得，反呕，欲失溲，足下恶风，大便鞕（嵌注：小便当数，而反不数及不多），

大便已，头卓然而痛，其人足心必热（傍注：谷气下流故也）。（康平本第 111 条·原文）

太阳病二日，已有化热之势，然医者反用熨法，使大热入胃，而见种种变症。此为当时遇到具体误治情况而出现的变证，《伤寒论》的“原始作者”特别提出，警示后人。然这对于今日之临床已无实际意义，故不必细论。

太阳病中风，以火劫发汗，邪风被火热，血气流溢，失其常度。两阳相熏灼，其身发黄。阳盛则欲衄，阴虚小便难。阴阳俱虚竭，身体则枯燥，但头汗出，剂颈而还，腹满微喘，口干咽烂，或不大便。久则谵语，甚者至哕，手足躁扰，捻衣摸床。小便利者，其人可治。（宋本第 111 条）

太阳病中风，以火劫发汗，邪风被火热（傍注：失其常度，两相熏灼），血气流溢，其身必发黄（嵌注：阳盛则欲衄，阴盛则小便难，阴阳俱虚竭，身体则枯燥），但头汗出，剂颈而还，腹满微喘，口干咽烂，或不大便。久则谵语，甚者至哕，手足躁扰，捻衣摸床。（嵌注：小便利者，其人可治。）（康平本第 112 条·原文）

这一条述太阳病中风，经火劫发汗引起的误治。与上一条一样，对今日之临床已无实际意义。

以上两条，刘栋以为后人之文，陆渊雷以为非仲景之语。从康平本看，这两条均系原文。我以为从文辞看，刘氏、陆氏之怀疑并非无据，或许皆属与主要的“原始作者”学术上离得较远的“原始作者”之言。

伤寒脉浮，医以火迫劫之，亡阳必惊狂，卧起不安者，桂枝去芍药加蜀漆牡蛎龙骨救逆汤主之。方六十。

桂枝三两，去皮　甘草二两，炙　生姜三两，切　大枣十二枚，擘　牡蛎五两，熬　蜀漆三两，洗去腥　龙骨四两

上七味，以水一斗二升，先煮蜀漆，减二升，内诸药，煮取三升，去滓，温服一升。本云桂枝汤，今去芍药，加蜀漆、牡蛎、龙骨。（宋本第112条）

伤寒脉浮，医以火迫劫之（傍注：亡阳），必惊狂，卧起不安者，桂枝去芍药加蜀漆牡蛎龙骨救逆汤主之。

桂枝去皮，三两　甘草炙，二两　生姜切，三两　大枣擘，十二枚　牡蛎熬，五两　蜀漆洗去腥，三两　龙骨四两

上七味，以水一斗二升，先煮蜀漆，减二升，内诸药，煮取三升，去滓，温服一升。（嵌注：本云桂枝汤，今去芍药，加蜀漆、牡蛎、龙骨。）（康平本第113条·原文）

本条宋本“亡阳”二字，在康平本相应条文为傍注，如此于理方安。

伤寒表证，医以火迫劫之，阳气大伤，惊狂而卧起不安，当用温阳镇静之剂。桂枝去芍药汤，前已论及，因为去芍药而较桂枝汤温补之力更著，今加蜀漆、牡蛎、龙骨，镇静救逆也。

形作伤寒，其脉不弦紧而弱。弱者必渴，被火必谵语。弱者发热脉浮，解之当汗出愈。（宋本第 113 条）

形作伤寒，其脉不弦坚而弱。弱者必渴（傍注：弱者发热），被火必谵语。弱者发热脉浮者，解之当汗出愈。（康平本第 114 条・准原文）

宋本第 113 条，刘栋、陆渊雷均认为非原文，其康平本相应条文为第 114 条，系准原文。

太阳病，以火熏之，不得汗，其人必躁，到经不解，必清血，名为火邪。（宋本第 114 条）

大阳病，以火熏之，不得汗，其人必躁（傍注：到经不解），必清血，名为火邪。（康平本第 115 条・原文）

本条将太阳病以火熏之迫汗，以致烦躁便血的病机称为火邪。本条宋本“到经不解”四字，在康平本相应条文为傍注。

脉浮热甚，而反灸之，此为实，实以虚治，因火而动，必咽燥吐血。（宋本第 115 条）

火邪脉浮，热甚而反灸之，因火而动，必咽燥吐血。（康平本第 116 条・准原文）

宋本第 115 条，其康平本相应条文为第 116 条，系准原文。本条宋本与康平本颇有差异，一是康平本句首有“火邪”二字，二是宋本句中有“此为实，实以虚治”七字。

从本条含义看，句首不当有“火邪”二字，或为衍文。而“此为实，实以虚治”七字是对“脉浮热甚，而反灸之”的注解，这七字是条文原有，抑或是注文混入，因无确据，不能遽断。

微数之脉，慎不可灸，因火为邪，则为烦逆，追虚逐实，血散脉中，火气虽微，内攻有力，焦骨伤筋，血难复也。脉浮，宜以汗解，用火灸之，邪无从出，因火而盛，病从腰以下必重而痹，名火逆也。欲自解者，必当先烦，烦乃有汗而解。何以知之？脉浮，故知汗出解。（宋本第 116 条）

微数之脉，慎不可灸，因火为邪，则为烦逆（傍注：追虚逐实），血散脉中，火气虽微，内攻有力（傍注：焦骨伤筋），血难复也。（康平本第 117 条・准原文）

脉浮，宜以汗解，用火灸之，邪无从出，因火而盛，病从腰以下必重而痹（傍注：火逆之也）。欲自解者，必当先烦，乃有汗而解。（嵌注：何以知之？脉浮而汗出解。）（康平本第 118 条・准原文）

宋本第 116 条，其康平本相应条文为第 117、118 条，均系准原文。刘栋早已明言此为后人所记也。

烧针令其汗，针处被寒，核起而赤者，必发奔豚。气从少腹上冲心者，灸其核上各一壮，与桂枝加桂汤，更加桂二两也。方六十一。

桂枝五两，去皮　芍药三两　生姜三两，切　甘草二两，炙　大枣十二枚，擘

上五味，以水七升，煮取三升，去滓，温服一升。本云桂枝汤，今加桂满五两。所以加桂者，以能泄奔豚气也。（宋本第117条）

烧针令其汗，针处被寒，核起而赤者，必发奔豚（傍注：气从小腹上冲心者）。灸其核上各一壮，与桂枝加桂汤。（嵌注：更加桂枝二两也。本云桂枝汤，今加桂五两。所以加桂者，以能泄奔豚气也。）（康平本第119条·原文）

宋本第117条，其康平本相应条文为第119条，系原文。

本条述烧针发汗伤阳，兼受寒邪，阳虚而发奔豚，用桂枝加桂汤治疗。

宋本“所以加桂者，以能泄奔豚气也”一语，在康平本为嵌注。此语就症状而谈加桂之理由，一如后世所谓“平冲降逆”，未能阐明其中机理。我以为本桂枝汤便能治疗奔豚，加桂者，加重剂量也，取其温补肾阳的作用。

本条，康平本不载处方，成无己《注解伤寒论》同。

山田正珍《伤寒论集成》于桂枝加桂汤方后云："此方及桂枝新加汤，经文既言其所加之分量，则仲景氏原本不载其方可知矣。后人不识，看以为方名，从而附载其方已。"山田氏之论甚为合理。

我在临床上多次遇见奔豚之症，有以苓桂术甘汤治愈者，有以桂枝加桂汤合二陈汤治愈者，已收入《半日临证半日读书》一书。

火逆下之，因烧针烦躁者，桂枝甘草龙骨牡蛎汤主之。方六十二。

桂枝一两，去皮　甘草二两，炙　牡蛎二两，熬　龙骨二两

上四味，以水五升，煮取二升半，去滓，温服八合，日三服。（宋本第118条）

火逆下之，因烧针烦躁者，桂枝甘草龙骨牡蛎汤主之。

桂枝去皮，一两　甘草炙，二两　牡蛎熬，二两　龙骨二两

上四味，以水五升，煮取二升半，去滓，温服八合，日三服。（康平本第120条·原文）

山田正珍《伤寒论集成》注解本条云："'下之'二字，莫所主当，必是衍文，宜删。"

陆渊雷《伤寒论今释》云："此条旧注，有以为先火复下，又加烧针，凡三误者，成氏、程氏、汪氏、张氏《集注》、张氏《直解》、魏氏、日本和久田氏是也。有以为烧针取汗，即是火

逆，烧针与下之两误者，《金鉴》、吴氏（吴仪洛《伤寒分经》）、钱氏、日本丹波氏是也。夫伤寒脉浮，以火迫劫，不过一误，犹必惊狂，卧起不安，今两误三误，而变症乃止于烦躁，斯必无之理也，故从山田之说，删'下之'二字。火逆因烧针烦躁，谓诸火逆症中，有因烧针而烦躁者，盖火逆为提纲，烧针则本条之子目也。"陆氏之论颇为允当。

将本条与桂枝去芍药加蜀漆牡蛎龙骨救逆汤证比较，本条症轻，仅仅烦躁，后者病重，见惊狂而卧起不安。两方均为桂枝汤加减，均不用芍药，但本方桂枝仅用一两，后者则用三两；本方龙骨、牡蛎均仅用二两，后者牡蛎用五两，龙骨用四两，且用蜀漆。

又柴胡加龙骨牡蛎汤证，患者亦见烦惊，其症之轻重在桂枝甘草龙骨牡蛎汤证与桂枝去芍药加蜀漆牡蛎龙骨救逆汤证之间，故亦用龙骨、牡蛎，然只各用一两半，量小于桂枝甘草龙骨牡蛎汤者何也？因同时用了铅丹、半夏、茯苓等重镇豁痰宁神之品。

太阳伤寒者，加温针必惊也。（宋本第119条）

大阳伤寒者，加温针必惊也。（康平本第121条·准原文）

山田正珍《伤寒论集成》注解本条云："本条火逆总纲，本当在于柴胡加龙骨牡蛎汤前也。"读者若明白《伤寒论》非一人于一时所作，而是仲景收集更为古老时代医家著作整理而成，而更古老时代医家著作亦非成于一人一时，乃不断附益而成，则可知条文的次序并非一成不变。因此，在我们既不能知仲景《伤寒论》原貌，又不能知更古老时代医家著作原貌的前提下，为了让条文更符合医理与逻辑，调整次序，是完全正常的。

太阳病，当恶寒发热，今自汗出，反不恶寒发热，关上脉细数者，以医吐之过也。一二日吐之者，腹中饥，口不能食；三四日吐之者，不喜糜粥，欲食冷食，朝食暮吐，以医吐之所致也，此为小逆。（宋本第120条）

大阳病，当恶寒发热，今自汗出，反不恶寒，不发热，脉（傍注：关上）细数者，以医吐之过也（傍注：此为小逆）。（康平本第122·原文）

一二日吐之者，腹中饥，口不能食；三四日吐之者，不喜糜粥，欲冷食，朝食夕吐，以医吐之所致也。（康平本第123条·准原文）

宋本第120条，其相应条文为康平本第122、123条，前者系原文，后者是准原文。

山田正珍《伤寒论集成》引刘栋语云："后人所掺也。"陆渊雷《伤寒论今释》云："此条词句繁冗，且称关上脉，皆非仲景辞气。"

因宋本第120条包括了康平本两条条文，有原文，有准原文，原文中又有两处傍注，故两位前贤能有如此认识亦属不易。

关于本条的机理，李心机教授《伤寒论通释》有较好的阐释：

“太阳病，治以吐法，虽属误治，但吐法能引邪上越，宣导正气，且在吐的过程中伴有汗出，故吐法寓有散邪之效。本太阳病误用吐法，表邪外散，伴随汗出而热退寒息。表邪虽散，但散而未尽……吐法虽能宣导正气，但涌吐力峻，易伤正气，尤其容易直接重伤胃气。”

其说可供参考。

太阳病吐之，但太阳病当恶寒，今反不恶寒，不欲近衣，此为吐之内烦也。（宋本第 121 条）

太阳病吐之，但太阳病当恶寒，今反不恶寒，不欲近衣，此为吐之内烦也。（康平本第 124 条・准原文）

山田正珍《伤寒论集成》注前一条曰：“此次条注文，错乱出于此者已，宜删。”从康平本看，前一条包括原文、准原文各一条。本条当为前条中的原文之注解。

山田氏注本条云：“‘太阳病吐之’句下似有阙文。”目前虽无证据可证实，但其推测不无道理。

病人脉数，数为热，当消谷引食，而反吐者，此以发汗，令阳气微，膈气虚，脉乃数也。数为客热，不能消谷，以胃中虚冷，故吐也。（宋本第 122 条）

病人脉数，数为热，当消谷引食，而反吐者，此以发汗，令阳气微，胁气虚，脉乃数也。数为客热，不能消谷，以胃中虚冷，故吐也。（康平本第125条·准原文）

山田正珍《伤寒论集成》引刘栋语云："此条后人之所记也。"山田氏云："'数为热'及'令阳气微'等语自有《辨脉》《平脉法》中辞气。"本条确非原文。

又《金匮要略·呕吐哕下利病脉症治第十七》亦载此条，作：

"问曰：病人脉数，数为热，当消谷引食，而反吐者何也？师曰：以发其汗，令阳微，膈气虚，脉乃数，数为客热，不能消谷，胃中虚冷故也。脉弦者虚也，胃气无余，朝食暮吐，变为胃反；寒在于上，医反下之，今脉反弦，故名曰虚。"

凡此具师生问答形式之条文，均非原文。

太阳病，过经十余日，心下温温欲吐，而胸中痛，大便反溏，腹微满，郁郁微烦。先此时自极吐下者，与调胃承气汤。若不尔者，不可与。但欲呕，胸中痛，微溏者，此非柴胡汤证，以呕故知极吐下也。调胃承气汤。六十三。用前第三十三方。（宋本第123条）

大阳病（傍注：过经）十余日，心下温温欲吐，而胸中痛，大便反溏，腹微满，郁郁微烦，先此时自极吐下者，与调胃承气汤。[嵌注：若不尔者，不可与。但欲呕，胃（傍注：胸）中痛，微弱（傍注：溏）者，此非柴胡汤证，以丸散知极吐也。]

（康平本第126条·原文）

宋本第123条，其相应条文为康平本第126条，系原文。宋本“过经”二字，在康平本为傍注，“若不尔”以下在康平本为嵌注（个别字有差异，嵌注中又有傍注）。《千金翼方》本条无“若不尔”以下三十字。陆渊雷《伤寒论今释》云：“此条‘若不尔’以下，不似仲景文字。”确为至论。

本条所述之方证，让人特别感到费解。为何这是调胃承气汤证？李心机教授《伤寒论通释》是这么论述的：

“由于本证不是太阳病发病的自然过程，故其若干症状，都具有特异性。在本证发生、变化过程中，反映出特定的病机，即太阳病吐下后胃气失和、肠道热滞，故方用调胃承气汤。若离开本证的特定发病过程，则不可以用调胃承气汤。”

言下之意，这是特定情况下的调胃承气汤证，换句话也可以这么说：这一条是通过方来推测证的病机的。

太阳病六七日，表证仍在，脉微而沉，反不结胸，其人发狂者，以热在下焦，少腹当鞕满，小便自利者，下血乃愈。所以然者，以太阳随经，瘀热在里故也。抵当汤主之。方六十四。

水蛭熬　虻虫各三十个，去翅足，熬　桃仁二十个，去皮尖　大黄三两，酒洗

上四味，以水五升，煮取三升，去滓，温服一升，不下更服。（宋本第124条）

大阳病六七日，表证仍在，脉微而沉，反不结胸，其人发狂者，以热在下焦，小腹当鞕满，小便自利者，下血乃愈（嵌注：所以然者，以大阳随症，瘀热在里故也），抵当汤主之。

水蛭熬　蛀虫去翅足，熬，各三十个　桃仁去皮尖，二十个　大黄酒洗，三两

上四味，以水五升，煮取三升，去滓，温服一升，不下更服。（康平本第127条·原文）

宋本第124条，其康平本相应条文为第127条，系原文。宋本“所以然者，以太阳随经，瘀热在里故也”句，在康平本作“所以然者，以大阳随症，瘀热在里故也”，为嵌注。山田正珍《伤寒论集成》引刘栋语云：“‘所以然’以下十五字，后人之注，误入本文也。”真可谓见识高明者。

本条所述见症有“表证”，有发狂，有小腹硬满，当作三方面的鉴别诊断。

第一，是不是真的表证？从脉微而沉可知，并非真的表证。且条文谓“下血乃愈”，用抵当汤治疗，如果真是表证，当用解表之法。

第二，小腹硬满，脉微而沉，当与结胸鉴别。虽有小腹硬满，但无心下硬满而痛之症，故不能诊断为结胸。

第三，小腹硬满，当与癃闭鉴别。因小便自利，故知不是癃闭。

总之，本条所述不是表证，不是结胸，不是癃闭，而是下焦瘀热之证，当用清热下瘀之法。“下血乃愈”，是下瘀血乃愈之意。

抵当汤方用水蛭、虻虫、桃仁、大黄，虫类药峻剂搜剔瘀血，大黄、桃仁攻下瘀热。我的老师颜德馨教授擅用下瘀泄热、豁痰开窍法治疗肺性脑病，方选抵当汤与葶苈大枣泻肺汤合用，并加海浮石、半夏、菖蒲、远志、苏木、降香，救治多例均获良效。我于2001年11月24日在医院值班之际，学步老师之法治一肺性脑病患者，亦得显效。2014年3月1日在某院会诊一86岁男性患者，嗜睡，手足不自主地蠕动，大便三天不解，西医诊断为Ⅱ型呼衰、肺性脑病，先予我所创之针刺法，15分钟后询问患者，自诉头脑清醒了不少，再予抵当汤与葶苈大枣泻肺汤合方加味，第二天大便畅下，病情好转。2天后，家属见患者好转，大便通畅，怕高年不耐峻药，遂停用中药，病情又有反复，再次邀我会诊，仍用上法，连服5剂，大便日日畅行，神志清醒，症情恢复，步行出院。

太阳病，身黄，脉沉结，少腹鞕，小便不利者，为无血也。小便自利，其人如狂者，血证谛也，抵当汤主之。六十五。用前方。（宋本第125条）

大阳病，身黄，脉沉结，小腹鞕，小便自利（傍注：小便不利者，为无血也），其人如狂者（傍注：血证谛也），抵当汤主之。（康平本第128条·原文）

本条之脉症与上一条近似，唯无“表证”，而见身黄。然“表证”与身黄都非必然之症。依宋本之文，小便利或不利是一个重要的鉴别因素。如果小便不利，就不是血证，而小便利方是血证。因为一些注家多从小便不利是湿热，小便利是血证的角度进行注解。实则宋本“小便不利者，为无血也”“血证谛也”之语在康平本均为傍注。依康平本，小腹硬之后特意说明“小便自利”，我认为条文之意在于表明此非癃闭，与上一条“小腹当鞕满，小便自利者”是一样的。

伤寒有热，少腹满，应小便不利，今反利者，为有血也，当下之，不可余药，宜抵当丸。方六十六。

水蛭二十个，熬　虻虫二十个，去翅足，熬　桃仁二十五个，去皮尖　大黄三两

上四味，捣分四丸，以水一升，煮一丸，取七合服之，晬时当下血，若不下者更服。（宋本第126条）

伤寒有热，小腹满，应小便不利，今反利者（傍注：为有血也），当可下之（傍注：不可余药），宜抵当丸。

水蛭熬，二十个　虻虫去翅足，熬，二十个　桃仁去皮尖，二十五个　大黄三两

上四味，捣分四丸，以水一升，煮一丸，取七合服之，晬时当下血。（傍注：若不下者更服）（康平本第129条·原文）

本条又说到小便之利与不利，依宋本，则为是否血证的鉴别；然观康平本，“为有血也”四字是傍注，故条文其实并不认为小便利否与是否有血证相关联。依我看，“小腹满”，自然让人想到应该“小便不利”，即患癃闭的可能性是很大的，然而实

际小便并无不利，这么说的目的依然是为了排除癃闭。

又“晬时当下血”句，“晬时”即周时；“当下血”即124条“下血乃愈”的结果。

至于抵当丸，其组成与抵当汤一致，只是剂量不同。本证“少（小）腹满”，比抵当汤证之“少（小）腹硬”为轻，故实际服用的剂量较轻。

太阳病，小便利者，以饮水多，必心下悸；小便少者，必苦里急也。（宋本第127条）

大阳病，小便利者，以饮水多，必心下悸；小便少者，必苦里急也。（康平本第130条·追文）

宋本第127条，其康平本相应条文为第130条，系追文。

山田正珍《伤寒论集成》注本条云：“‘小便利’当作‘小便不利’，《病源·伤寒悸候》引此文，‘小便利’作‘小便不利’，宜从而改焉。”可参。

第三章

太阳病下

辨太阳病脉症并治下第七（宋本）
辨大阳病结胸（康平本）

问曰：病有结胸，有脏结，其状何如？答曰：按之痛，寸脉浮，关脉沉，名曰结胸也。（宋本第 128 条）

何谓脏结？答曰：如结胸状，饮食如故，时时下利，寸脉浮，关脉小细沉紧，名曰脏结。舌上白胎滑者，难治。（宋本第 129 条）

问曰：病有结胸，有脏结，其状如何？答曰：按之痛，寸脉浮，关脉沉，名曰结胸也。何谓脏结？答曰：如结胸状，饮食如故，时时下利，寸脉浮，关脉小细沉紧，名曰脏结。舌上白苔滑者，难治。（康平本第 131 条・追文）

宋本第 128、129 两条，其康平本相应条文为第 131 条，系追文。

陆渊雷《伤寒论今释》云：

“此条意欲辨结胸、脏结之异，然非仲景文字，何以知之？凡《伤寒》《金匮》中，设为问答，及称‘师曰’者，皆辞旨浅薄，与全书不类，一也。王叔和最相信脉法，故名其书曰《脉经》，仲景则详于证而略于脉，此条言脉独详，二也。结胸之病，苦楚殊甚，而轻轻以‘按之痛’三字了之，试问胸部按之痛者，果皆为结胸矣乎？三也。若夫脏结，乃是死证，百七十四条（邢斌按：即宋本第167条）有明文，与结胸无相似处，今与结胸相提并论，辨其异同，且曰‘如结胸状’，四也。假令脏结果如结胸状，亦当苦楚不能食，而曰‘饮食如故’，五也。以是五者，知非仲景之言矣。”

陆氏之言，前两条系从文辞上着眼，辨此非原文；而后三条则从医理上分析，辨其文之谬。

脏结无阳证，不往来寒热一云寒而不热，其人反静，舌上胎滑者，不可攻也。（宋本第130条）

脏结无阳证，不往来寒热，其人反静，舌上苔滑者，不可攻也。（康平本第132条·追文）

山田正珍《伤寒论集解》云：“上三条（按：即宋本第128、129、130条）系王叔和敷演之文，刘栋以为后人之言，是也。”

本条与前两条一样，在康平本亦为追文。

病发于阳，而反下之，热入因作结胸；病发于阴，而反下之一作汗出，因作痞也。所以成结胸者，以下之太早故也。结胸者，项亦强，如柔痓状，下之则和，宜大陷胸丸。方一。

大黄半斤　葶苈子半升，熬　芒硝半升　杏仁半升，去皮尖，熬黑

上四味，捣筛二味，内杏仁、芒硝，合研如脂，和散，取如弹丸一枚，别捣甘遂末一钱匕，白蜜二合，水二升，煮取一升。温顿服之，一宿乃下，如不下，更服，取下为效。禁如药法。（宋本第131条）

病发于阳，而反下之，热入因作结胸；病发于阴，而反下之，因作痞也。（康平本第133条·准原文）

所以成结胸者，以下之太早故也。（康平本第134条·准原文）

结胸者，项亦强，如柔痉状，下之则和，宜大陷胸丸。（康平本第135条·准原文）

宋本第131条，其康平本相应条文为第133、134、135条，均系准原文。

陆渊雷《伤寒论今释》对本条前半段（相当于康平本第133、134条）是这样评论的：

“痞……有由于误下太阳者……有由于误下少阳者……亦有不因误下，自然而成者……然未有由于误下阴证者。阴证误下，当为亡阳虚脱，岂但痞而已乎？此条云：‘病发于阴，而反下之，因作痞’，明明错误……此条于文字上整然为两扇，于病理上殊不确实，大类叔和文字。”

陆氏一方面从大论的其他条文来证此条之非，另一方面又从文辞上发奸辨伪，考之康平本，其结论可信。

陆氏注解本条后半段（相当于康平本第135条）则云："胸膜炎之痛，有放射至肩颈者，故云'项亦强，如柔痉状'。"结胸虽未必就是胸膜炎，然陆氏从现代医学之临床实际去诠释古医籍之记载，对今之读者无疑是颇有裨益的。

结胸证，其脉浮大者，不可下，下之则死。（宋本第132条）

结胸证悉具，烦躁者亦死。（宋本第133条）

结胸证，其脉浮大者，不可下，下之则死。结胸证悉具，烦躁者亦死。（康平本第136条·准原文）

宋本第132、133条，其康平本相应条文为第136条，系准原文。

"烦躁者亦死"之"亦"字提示这一句原承上一句而来，宋本分132、133条不妥，本当如康平本作一条。

太阳病，脉浮而动数，浮则为风，数则为热，动则为痛，数则为虚，头痛发热，微盗汗出，而反恶寒者，表未解也。医反下之，动数变迟，膈内拒痛一云头痛即眩，胃中空虚，客气动膈，短气躁烦，心中懊憹，阳气内陷，心下因鞕，则为结胸，大陷胸汤主之。若不结胸，但头汗出，余处无汗，剂颈而还，小便不利，身必发黄。大陷胸汤。方二。

大黄六两，去皮　芒硝一升　甘遂一钱匕

上三味，以水六升，先煮大黄，取二升，去滓，内芒硝，煮一两沸，内甘遂末。温服一升，得快利，止后服。（宋本第134条）

大阳病，脉浮而动数（嵌注：浮则为风，数则为热，动者为痛，数则为虚），头痛发热，微盗汗出，而反恶寒者，表未解也。医反下之，动数变迟，胁内拒痛，短气躁烦，心中懊侬，阳气内陷，心下因硬，则为结胸，大陷胸汤主之。若不大结胸，但头汗出，余处无汗，剂颈而还，小便不利，身必发黄也，宜大陷胸丸。

大陷胸汤方

大黄去皮，六两　芒硝一升　甘遂一钱匕

上三味，以水六升，先煮大黄，取二升，去滓，内芒硝，煮一两沸，内甘遂末。温服一升，得快利，止后服。

大陷胸丸方

大黄半斤　葶苈子熬，半升　芒硝半升　杏仁去皮尖，熬黑，半升

上四味，捣筛二味，内杏仁、芒硝，合研如脂，和散，取如弹丸一枚，别捣甘遂末一钱匕，白蜜二合，水二升，煮取一升。温顿服之，一宿乃下，如不下，更服，取下为效。禁如药法。（康平本第137条·原文）

宋本第134条“浮则为风，数则为热，动者为痛，数则为虚”一语在康平本为嵌注；结尾之“身必发黄”，在康平本则作

“身必发黄也，宜大陷胸丸”。

本条述太阳病误下，正气下陷而成结胸，应用大陷胸汤治疗；如果病症较轻，且见头汗黄疸、小便不利，应用大陷胸丸治疗。

大陷胸汤由大黄六两、芒硝一升、甘遂一钱匕组成。大陷胸丸由大黄半斤、芒硝半升、葶苈子半升、杏仁半升制成丸药，取如弹丸一枚，并用甘遂末一钱匕，白蜜二合，煎煮服用。后者在组成上较前者多葶苈子、杏仁，但大陷胸丸的实际应用剂量是小于前者的。因后者制作丸药，每次用如弹丸大一枚。丹波元坚《伤寒论述义》云：

“陶氏云曰：一方寸匕散，蜜和，得如梧子，准十丸为度。如弹丸及鸡子黄者，准十梧子准之。唐本注云：方寸匕散为丸，如梧子得十六丸，如弹丸一枚。若鸡子黄者，准四十丸。今弹丸同鸡子黄，此甚不同。据此，弹丸大，正准十六梧子。”

陶氏说弹丸与鸡子黄同等于十梧子，唐本则驳其非，以为弹丸相当于十六梧子，而鸡子黄准四十梧子。其实不管两说孰对孰错，就算弹丸有鸡子黄那般大，又能有多大？其体积、重量是远小于大陷胸丸制作前药材的体积与重量的。而且，大陷胸丸中甘遂虽用一钱匕，但作长时间煎煮用（用“水二升，煮取一升”所费时间当不短），而大陷胸汤则将甘遂末纳入汤剂中服用。虽同等剂量，但甘遂作汤剂运用其发挥的效力远小于作散剂者。总之，大陷胸丸的实际剂量（甘遂除外，而当以发挥的效力论）是远小于大陷胸汤的。那方中为何要加用葶苈子、杏仁？从后世之思路出发，自然以为用葶苈子、杏仁乃由于开肺而行水气？然这就是制方者的本意吗？恐也未必。

或问：其病本由误下而来，为何还要再用攻下之峻剂？这恐怕也是不能仅凭推测的，而需要求之于事实。陆渊雷《伤寒论今释》就此有一段议论与引证，颇可参考。他说：

“结胸既因误下而得，复以大陷胸汤峻下，舒驰远既疑之，铁樵先生亦谓大陷胸不可用。太炎先生云：结胸有恶涎，此有形之物，非徒无形之热也，非更以下救下，将何术哉？然江南浙西，妄下者少，故结胸证不多见，而大陷胸汤之当否，亦无由目验也。吾昔在浙中，见某署携有更夫，其人直隶人也。偶患中风，遽饮皮硝半碗，即大下成结胸，有扬州医，以大陷胸汤下之，病即良已，此绝无可疑者。”

伤寒六七日，结胸热实，脉沉而紧，心下痛，按之石鞕者，大陷胸汤主之。三。用前第二方。（宋本第135条）

伤寒六七日，结胸热实，脉沉而紧，心下痛，按之石硬者，大陷胸汤主之。（康平本第138条·原文）

上一条言误下所致之结胸，本条则言自然发病之结胸。其病属热，属实，其症心下痛，按之石硬，而脉象沉紧，主用大陷胸汤。

伤寒十余日，热结在里，复往来寒热者，与大柴胡汤。但结胸，无大热者，此为水结在胸胁也。但头微汗出者，大陷胸汤主之。四。用前第二方。

大柴胡汤方

柴胡半斤　枳实四枚，炙　生姜五两，切　黄芩三两　芍药三两　半夏半升，洗　大枣十二枚，擘

上七味，以水一斗二升，煮取六升，去滓，再煎。温服一升，日三服。一方加大黄二两，若不加，恐不名大柴胡汤。（宋本第 136 条）

伤寒十余日，热结在里，复往来寒热者，与大柴胡汤。但结胸，无大热（傍注：无大热者，此为水结在胸胁也），惟头微汗出者，大陷胸汤主之。（康平本第 139 条·原文）

本条前半段言伤寒热结在里，往来寒热之大柴胡汤证；后半段言结胸证。宋本中“此为水结在胸胁也”一语，在康平本为傍注。后世注家不知此为傍注，多据以为结胸证之病机表述。

太阳病，重发汗而复下之，不大便五六日，舌上燥而渴，日晡所小有潮热一云日晡所发心胸大烦，从心下至少腹，鞕满而痛不可近者，大陷胸汤主之。五。用前第二方。（宋本第 137 条）

小结胸病，正在心下，按之则痛，脉浮滑者，小陷胸汤主

之。方六。

黄连一两　半夏半升，洗　栝楼实大者一枚

上三味，以水六升，先煮栝楼，取三升，去滓，内诸药，煮取二升，去滓，分温三服。（宋本第138条）

太阳病，重发汗而后下之，不大便五六日，舌上燥而渴，日晡所小有潮热，发心胸大烦，从心下至小腹，硬满而痛不可近者，大陷胸汤主之。少结胸者，正在心下，按之则痛，脉浮滑者，小陷胸汤主之。

黄连一两　半夏洗，半升　栝楼实大者，一枚

上三味，以水六升，先煮栝楼实，取三升，去滓，内诸药，煮取二升，去滓，分温三服。（康平本第140条·原文）

宋本第137、138条，其康平本相应条文为第140条，系原文。

太阳病历经发汗与攻下，津液受损，热结于胸与胃，故见结胸而兼有阳明病胃家实证。结胸主方是大陷胸汤，阳明病胃家实证主方是大承气汤，但于此不必两方合用。因大陷胸汤不仅有大承气汤之主药大黄、芒硝，且有甘遂，攻下之力颇甚于后者。

小结胸，虽亦有结胸之名，其病之性质实不同于前者。不过因也有心下痛，而做鉴别诊断罢了。其症心下痛，自然与心下痞不同，然观小陷胸汤之用药，却与心下痞之诸泻心汤有些相似处。故不妨可以这么说：小结胸与结胸都名结胸，都见心

下痛之症，病症的性质却迥然不同，故用药大异；小结胸与心下痞，虽有症状上的差异，病症的性质却颇雷同，故用药亦不无相同处。

太阳病，二三日，不能卧，但欲起，心下必结，脉微弱者，此本有寒分也。反下之，若利止，必作结胸；未止者，四日复下之，此作协热利也。（宋本第139条）

太阳病，二三日，不能卧，但欲起，心下必结，脉微弱者（傍注：此本有寒饮也），反下之，若利止，必作结胸；未止者，四五日复下之，此作协热利也。（康平本第141条·原文）

太阳病二三日，因为心下结，而不能卧，但欲起，其脉微弱者，当属表证兼有虚痞。宋本“此本有寒分也”一语，康平本作“此本有寒饮也”，为傍注。医者因见心下结，妄用攻下之法。条文之作者虽曰“若利止，必作结胸”，而我以为这不过是强调结胸的成因与太阳病误下有关，但不能说利止一定结胸。若利未止，四日后医者再次攻下，则下利不止而表证未除，这叫“协热利”。

太阳病，下之，其脉促一作纵，不结胸者，此为欲解也。脉浮者，必结胸。脉紧者，必咽痛。脉弦者，必两胁拘急。脉细数者，头痛未止。脉沉紧者，必欲呕。脉沉滑者，协热利。脉

浮滑者，必下血。（宋本第 140 条）

大阳病，下之，其脉促，不结胸者（傍注：此为欲解也），□□□□□□。（康平本第 142 条 · 原文）

脉浮者，必结胸。脉紧者，必咽痛。脉弦者，必两胁拘急。脉细数者，头痛未止。脉沉紧者，必欲呕。脉沉滑者，协热利。脉浮滑者，必下血。（康平本第 143 条 · 准原文）

山田正珍《伤寒论集成》云："此条亦叔和所掺，凡由脉以推证，非仲景氏之法也。"

丹波元简《伤寒论辑义》云："此条以脉断证，文势略与辨平二脉相似，疑非仲景原文，柯氏删之，可谓有所见矣。"

陆渊雷《伤寒论今释》云："此条理论不可通，事实无所验，徒乱人意耳。唯下后脉促，则诚有之，语在太阳上篇。"

实则宋本第 140 条，其康平本相应条文为第 142、143 条，前者系原文，后者为准原文。原文中，"此为欲解也"为傍注，后有阙文，宋本将两条相连，读之尚通。后之注家百般曲解，山田氏、丹波氏、陆氏所论虽未能完全复原真相，亦属不易。

病在阳，应以汗解之，反以冷水潠之，若灌之，其热被劫不得去，弥更益烦，肉上粟起，意欲饮水，反不渴者，服文蛤散；若不差者，与五苓散。寒实结胸，无热证者，与三物小陷胸汤。用前第六方。白散亦可服。七。一云与三物小白散。

文蛤散方

文蛤五两

上一味为散，以沸汤和一方寸匕服，汤用五合。

五苓散方

猪苓十八铢，去黑皮　白术十八铢　泽泻一两六铢　茯苓十八铢　桂枝半两，去皮

上五味为散，更于臼中治之，白饮和方寸匕服之，日三服，多饮暖水，汗出愈。

白散方

桔梗三分　巴豆一分，去皮心，熬黑，研如脂　贝母三分

上三味为散，内巴豆，更于臼中杵之。以白饮和服，强人半钱匕，羸者减之。病在膈上必吐，在膈下必利。不利，进热粥一杯。利过不止，进冷粥一杯。身热皮粟不解，欲引衣自覆，若以水潠之、洗之，益令热劫不得出，当汗而不汗则烦。假令汗出已，腹中痛，与芍药三两如上法。（宋本第 141 条）

病在阳，应以汗解之，反以冷水潠之，若灌之，其热被劫不得去，弥更益烦，肉上粟起，意欲饮水，反少渴者，服文蛤散；若不差者，与五苓散。寒实结胸，无热证者，与三物小陷胸汤（嵌注：白散亦可服）。

文蛤散

文蛤五两

上一味，为散，以沸汤和一方寸匕服，汤用五合。

白散[1]

桔梗三分　巴豆去皮尖，熬黑，研如脂，一分　贝母三分

上三味为散，内巴豆，更于臼中杵之。以白饮和服，强人半钱匕，羸者减之。病在膈上必吐，在膈下必利。不利，进热粥一杯。利过不止，进冷粥一杯。

五苓散（康平本第144条·原文）

身热皮栗不解，欲引衣自覆者，若以水潠之、洗之，益令热劫不得出，当汗而不汗则烦。假令汗出已，腹中痛，（与）芍药三两如上法。（康平本第145条·准原文）

宋本第141条，其康平本相应条文为第144、145条，前者系原文，后者为准原文。

康平本145条显系对144条的解说和引申。而宋本将此混入白散之方后注中。《金匮玉函经》白散方后即无这些文字。

本条述表证本当汗解，却以冷水潠之、灌之，此与人体之自身抗病能力相违背，故不仅病不得愈，且热为寒湿所困，身上起鸡皮疙瘩而更烦热。但条文中“意欲饮水，反不（康平本作“少”）渴”又该如何理解呢？按常理，既然想喝水，自然是口渴的，条文却说不渴，这很难理解。成无已说“意欲饮水者，里有热也，反不渴者，寒在表也”，纯属随文释义，仍旧没有回答患者究竟想喝水还是不想喝水。张志聪、周扬俊可能都意

① 康平本中方剂一般都是十四字一行，唯白散十三字一行，即低两格书写。因排版较难显示，故于此说明。

识到了这一矛盾，前者说："意欲饮水则当渴矣，反不渴者假象也。"后者则说："意欲饮水而反不渴，知其欲饮，非为渴也，喉间必有躁烦之状。"两种回答于理均可成立，但是否符合条文的原义呢？不得而知。现代一些注家则注得有些离谱了。如刘渡舟教授《伤寒论诠解》对本条的释义中云"虽口渴但又不愿喝水"，熊曼琪教授《中医药学高级丛书·伤寒论》亦如此表述，显然他们也知道原文不好理解，故有如此表达，这样当然能讲通，但与原文的意思岂不是正相反嘛！

本条另一难点是文蛤为何物？有云是海蛤之有文理者，有云是五倍子炼过者，名百药煎。持前一看法者为多数。此外，柯韵伯认为文蛤散"此等轻剂，恐难散湿热之重邪"，而认为应当移《金匮要略》中文蛤汤于此。文蛤汤由文蛤、麻黄、甘草、生姜、石膏、杏仁、大枣组成，散寒清热除湿，于此证颇合病机，柯氏之论于理不谬，然是否合乎条文原义仍不可知。故录于此，备参考。

正是由于条文与方药均存在疑问，故本条中有关文蛤散方证部分很难得出一定符合原义的解释来。

至于"若不差者，与五苓散"，我们大体能知道的就是此方能解散表邪而利湿，寒湿得除，则热自然透发。但因"意欲饮水，反不（少）渴者"究为何意无法确切知道，故对五苓散证的进一步细化认识帮助不大。

再说寒实结胸，宋本处方用"三物小陷胸汤"，并说"白散亦可服"，康平本"白散亦可服"五字则为嵌注，两种本子所载之方均为白散，不过康平本值得注意的是白散的书写是一行十三字，即低两格书写，而其他的处方均一行十四字，即低一格书写。这样的书写体例或许与“白散亦可服”五字为嵌注有关。

在《金匮玉函经》与《千金翼方》中，寒实结胸的处方是三物小白散，而无“陷胸汤”三字。从医理上讲，应以《金匮玉函经》与《千金翼方》为是，因白散为攻逐寒痰水饮之剂。

太阳与少阳并病，头项强痛，或眩冒，时如结胸，心下痞鞕者，当刺大椎第一间、肺俞、肝俞，慎不可发汗。发汗则谵语、脉弦。五日谵语不止，当刺期门。八。（宋本第142条）

大阳与少阳并病，头项强痛，或眩冒，时如结胸，心下痞硬者，当刺太椎第一间、肺俞、肝俞，慎不可发汗。发汗则谵语，脉弦。五日谵语不止，当刺期门。（康平本第146条·追文）

山田正珍《伤寒论集成》云：“此条王叔和敷演之文，非仲景氏之言也。”

陆渊雷《伤寒论今释》云：“皇甫谧谓仲景论广汤液，明《伤寒论》用汤为主，今不用汤而用刺，疑非仲景之言也。”

宋本第142条，其康平本相应条文为追文，山田氏、陆氏之言一语破的。

妇人中风，发热恶寒，经水适来，得之七八日，热除而脉迟，身凉，胸胁下满，如结胸状，谵语者，此为热入血室也。当刺期门，随其实而取之。九。（宋本第143条）

妇人中风，发热恶寒，经水适来，得之七八日，热除而脉迟，身凉，胸胁下满，如结胸状，谵语者，此为热入血室也，当刺期门，随其实而取之。（康平本第147条·追文）

此条亦“不用汤而用刺”，然陆渊雷却说“疑非仲景之言也”。实则宋本第143条，其康平本相应条文为第147条，系追文。

妇人中风七八日，续得寒热发作有时，经水适断者，此为热入血室，其血必结，故使如疟状，发作有时，小柴胡汤主之。方十。

柴胡半斤　黄芩三两　人参三两　半夏半升，洗　甘草三两　生姜三两，切　大枣十二枚，擘

上七味，以水一斗二升，煮取六升，去滓，再煎取三升。温服一升，日三服。（宋本第144条）

妇人中风七八日，续得寒热发作有时，经水适断者（傍注：此为热入血室），其血必结，故使如疟状，发作有时，小柴胡汤主之。（康平本第148条·原文）

宋本第144条，其康平本相应条文为第148条，系原文。

宋本“此为热入血室”一语，在康平本为傍注。

李心机教授《伤寒论通释》注解本条时，提出关于“本证病人的月经当是何时而来”的讨论。我认为李氏提出对这一问题进行讨论是有意义的，但我对他的观点不敢苟同。这里，李氏的观点不再展开，而仅列出我的理解：妇人患中风七八日，来月经，但很快即断，其发热的类型亦随之而变，变为“如疟状”，即“寒热发作有时”。月经来潮之后很快就闭止，其原因原文称作“其血必结”。那么，何以“其血必结”呢？

我认为缘由可从正邪两方面考虑。从正气这一方面看，正虚乃由两方面原因造成：一是妇人中风，原就有虚的一面，故值此病期，月经本就量少而郁结，故将在较短期内结束。二是经水来潮，本现虚象。从邪气这一方面看，两方面的正虚，引致邪气深入，故血分郁结，经水即断。

“经水适断”的原因是这样，其实患者热型改变的原因亦复如此。原系中风，又兼经水来潮，正虚而外邪得以深入，邪正相争，进而血气郁结，与96条之小柴胡汤证病机基本一致，只是后者邪气结于胸胁，本条血气郁结在“血室”。故其治宜扶正达邪，调气解郁，选用小柴胡汤，如于方中加入活血化瘀药物，或许效果更好。

妇人伤寒，发热，经水适来，昼日明了，暮则谵语，如见鬼状者，此为热入血室。无犯胃气及上二焦，必自愈。十一。（宋本第145条）

妇人伤寒，发热，经水适来，昼日明了，暮则谵语，如见鬼状者，此为热入血室。无犯胃气及上二焦，必自愈。（康平本第 149 条・准原文）

宋本第 145 条，其康平本相应条文为第 149 条，系准原文。

陆渊雷《伤寒论今释》云：“今考‘热入血室’三条，‘热除而脉迟，身凉’，热入最深，其病最重，‘如疟状’最轻，此条‘谵语如见鬼状’，故当重于‘如疟状’者，‘如疟状’犹须小柴胡，而谓谵语可以弗药乎？”陆氏之批驳为是。

又，所谓“热入血室”在《伤寒论》凡四见（另一条在阳明篇中），或为准原文，或为追文，或为傍注，皆非原文，故此乃“后期作者”之思想，而非“原始作者”之认识也。至于“血室”何所指，或在哪里？有云冲脉，有云肝脏，有云子脏，众说纷纭，其实诸说均有道理，而我以为不必深究。

伤寒六七日，发热，微恶寒，支节烦疼，微呕，心下支结，外证未去者，柴胡桂枝汤主之。方十二。

桂枝去皮　黄芩一两半　人参一两半　甘草一两，炙　半夏二合半，洗　芍药一两半　大枣六枚，擘　生姜一两半，切　柴胡四两

上九味，以水七升，煮取三升，去滓，温服一升。本云人参汤，作如桂枝法，加半夏、柴胡、黄芩，复如柴胡法。今用人参作半剂。（宋本第 146 条）

伤寒六七日，发热，微恶寒，肢节烦疼，微呕，心下支结，外证未去者，柴胡桂枝汤主之。

桂枝去皮　黄芩一两半　人参一两半　甘草炙，一两　半夏洗，二合半　芍药一两半　大枣擘，六枚　生姜切，一两半　柴胡四两

上九味，以水七升，煮取三升，去滓，温服一升。（嵌注：本云人参汤，作如桂枝法，加半夏、柴胡、黄芩，复如柴胡法。今用人参作各半剂。）（康平本第150条·原文）

本条柴胡桂枝汤方后注，宋本云："本云人参汤，作如桂枝法，加半夏、柴胡、黄芩，复如柴胡法。今用人参作半剂。"山田正珍《伤寒论集成》云："'本云'以下二十九字，《玉函》、成本俱无之，全系后人掺入，宜删。盖此方合柴胡、桂枝二汤以为一方者已，非人参汤变方也。"考康平本这段文字稍有出入，为嵌注，与山田氏之考证相印证。

本条述伤寒六七日，表证未除，发热而微恶寒，关节疼痛，又见微呕，心下支结，属太阳少阳同病，选用柴胡桂枝汤治疗。柴胡桂枝汤证在临床上较为常见，且多见汗出恶风、口苦头晕之症。我曾治多例发热患者，属柴胡桂枝汤证，用之皆验。

另，宋本第96条小柴胡汤方后注云"若不渴，外有微热者，去人参，加桂枝三两，温覆微汗愈"，这也是一种太阳少阳同病，只是表证的轻重不同而已。

伤寒五六日，已发汗而复下之，胸胁满微结，小便不利，渴而不呕，但头汗出，往来寒热，心烦者，此为未解也，柴胡桂枝干姜汤主之。方十三。

柴胡半斤　桂枝三两，去皮　干姜二两　栝楼根四两　黄芩三两　牡蛎二两，熬　甘草二两，炙

上七味，以水一斗二升，煮取六升，去滓，再煎取三升，温服一升，日三服，初服微烦，复服汗出便愈。（宋本第147条）

伤寒五六日，已发汗而复下之，胸胁满微结，小便不利，渴而不呕，但头汗出，往来寒热，心烦者（傍注：此为未解也），柴胡桂枝干姜汤主之。

柴胡半斤　桂枝去皮，三两　干姜二两　栝楼根四两　黄芩三两　牡蛎熬，二两　甘草炙，二两

上七味，以水一斗二升，煮取六升，去滓，再煎取三升，温服一升，日三服，初服微烦，复服汗出便愈。（康平本第151条·原文）

本条述伤寒五六日，经过发汗与攻下，津液与阳气受损而痰饮内生，病邪深入少阳。故见胸胁满微结，往来寒热，心烦头汗，小便不利而渴等症，柴胡桂枝干姜汤用柴胡、黄芩祛邪清热，桂枝、干姜通阳化饮，牡蛎散结通滞，花粉清热生津，甘草调和诸药。

刘渡舟教授曾撰《结合临床论柴胡桂枝干姜汤的应用》一

文。他说：

“陈慎吾先生生前对我说：柴胡桂枝干姜汤治疗少阳病而又兼见‘阴证机转’者，用之最恰。我问陈老什么是‘阴证机转’时，陈老则顾左右而言它，没有把话讲清楚。为此，这个方子在我脑海中时隐时现，始终不得要领而委决不下。

“有一次会诊一名王姓工人，患肝炎病住院。近一月来，大便溏薄作泻，每日三四行，腹胀以夜晚为甚，使他坐卧不宁，难以忍受。除下利腹胀外，还有口苦、恶心欲呕等症。切其脉沉弦而缓，舌苔则白滑而润。

“余思此证，既有少阳热象，又见太阴寒证。此时顿然想起陈老讲的‘少阳病’而有‘阴证机转’这句话，似乎明确地给我作出满意的答复。于是我毫不犹豫地为病人开了一张柴胡桂枝干姜汤，病人服了七付，则下利与腹胀皆愈。

“……我认为这张方子，有小柴胡汤与理中汤合方之义。而与大柴胡汤遥相对应，一治实热，一治虚寒。仲景为少阳病机横逆脾胃时，而分寒热两途，与虚实两治之法，体现了一分为二的精神。

“但是论中所载并无下利腹胀等症，国内注家亦鲜有报道。我看日本人榕堂尾台先生的《类聚方广义》内赫然写出治‘大便溏薄，小便不利’八个字，也可以说是记载治下利的第一手材料。

“由此推论，临床抓住主症，首先要抓住‘阴证机转’的病机，那就是太阴脾寒所发生的下利与腹胀这一特点。

“……（如兼见）后背疼痛，这是因为少阳气机郁勃不伸，而又脾寒下利，‘背为阳府’，既不能畅通，又不能温煦，所以背痛之症，就勿怪其然了。

“……如果本证兼见胁痛，此为少阳气郁，经脉不利，而又脾寒土澌，不灌四旁之所致。

“……如果在主症基础上，而又出现两手麻木，甚则不能握物的，此乃脾寒气衰，不能充养四末。本方温通脾阳，而促进卫阳之气，故其疗效十分显著。

“……如果本证而兼见糖尿病，口渴欲饮，血糖尿糖增高，可用本方治疗。

“……本方在《金匮要略方论》用治‘疟寒多微有热，或但寒不热’的少阳病荣卫两虚在证。

“……本方治疗少阳病枢机不利，又兼见水饮内伏之病变。日本的古方派……提出‘气上冲’与‘腹中悸动’等主症。”

陈慎吾先生所论及刘氏之发挥，虽未必属《伤寒论》原文之意，然就本方方药而拓展应用，于临证实大有裨益，我学习了上述论述后，曾治一胸锁关节疼痛2年的患者颇有效验。患者之主症西医诊断未明，而其兼症错综复杂，如胁肋疼痛、眩晕胸闷、口苦口干、暴躁忧郁、胃脘不适、泛酸呕吐，足以定位于少阳，但便溏气短，舌有齿印，又似太阴病，此即“少阳病而又兼见阴证机转者”，予柴胡桂枝干姜汤有显著疗效。

伤寒五六日，头汗出，微恶寒，手足冷，心下满，口不欲食，大便鞕，脉细者，此为阳微结，必有表，复有里也。脉沉，亦在里也。汗出为阳微，假令纯阴结，不得复有外证，悉入在里，此为半在里半在外也。脉虽沉紧，不得为少阴病。所以然者，阴不得有汗，今头汗出，故知非少阴也，可与小柴胡汤。设不了了者，得屎而解。十四。用前第十方。（宋本第 148 条）

伤寒五六日，头汗出，微恶寒，手足冷，心下满，口不欲食，大便硬，脉细者（傍注：此为阳微结，必有表，复有里也。脉沉，亦有里也）（嵌注：汗出为阳微，假令纯阴结，不得复有外证，悉入在里，此为半在里半在外也。脉虽沉紧，不得为少阴病。所以然者，少阴不得有汗，今头汗出，故知非少阴也），可与小柴胡汤。设不了了者，得屎而解。（康平本第 152 条・原文）

宋本第 148 条，其康平本相应条文为第 152 条，系原文。然宋本中“此为阳微结，必有表，复有里也。脉沉，亦在里也”，在康平本中为傍注（“亦在”，康平本作“亦有”，余皆同）；“汗出为阳微，假令纯阴结，不得复有外证，悉入在里，此为半在里半在外也。脉虽沉紧，不得为少阴病。所以然者，阴不得有汗，今头汗出，故知非少阴也”，在康平本为嵌注。因有大量文字的傍注、嵌注混入正文，故本条的解读殊不易。

山田正珍《伤寒论集成》云：“此叔和敷演上条者，刘栋以为上二条之注文，是也。按，此条虽谓‘少阴不得有汗’，考之少阴篇，有‘少阴病，脉微细沉，但欲卧，汗出不烦，自欲吐’者；有‘少阴病，下利，脉微涩，呕而汗出’者，要皆叔和言。

其自言而自反如此，可笑之甚。”

陆渊雷《伤寒论今释》云：“‘此为阳微结’以下，至‘非少阴也’，理论牵强，文气拙劣，必是后人旁注，传写误入正文。”并例举少阴篇三条、厥阴篇四条、霍乱篇两条共九条阴证汗出之文，驳斥此后人注文之非，而“注家多曲为之说，何不思之甚也”，可谓独具只眼！

又，上述嵌注中“此为半在里半在外”一语，成无己敷演为“与小柴胡汤，以除半表半里之邪”一句，从此小柴胡汤证就与半表半里证联系起来，而诸多注家又一贯将小柴胡汤证与少阳病划等号，这样少阳病与半表半里证也等同起来。

今剔除了傍注、嵌注，则文句清晰起来，此条显系小柴胡汤证之一种亚型。

陆氏例举许叔微、六角任重两则医案，并作评述。现录医案如下。

许叔微医案：有人患伤寒五六日，头汗出，自颈以下无汗，手足冷，心下痞闷，大便秘结。或者见四肢冷，又汗出满闷，以为阴证。予诊其脉沉而紧，曰：此证诚可疑，然大便结，非虚结也，安得为阴？脉虽沉紧，为少阴证，多是自利，未有秘结者。予谓此正半在里半在表。投以小柴胡汤得愈。（《普济本事方》）

六角任重医案：一男子年三十，患伤寒，四肢逆冷挛急，恶寒，其脉沉微，已垂毙矣，诸医投参附剂，无效。余诊之，胸胁苦满，乃与小柴胡汤，二三剂而应，其脉复续，服之二十余剂而痊愈。（《古方便览》）

陆氏评论道：

“观以上二案，知伤寒病之经过中，往往有此证候，非偶然一见者。仲景特出此条，所以启发后人者，周且至哉。虽然，头汗出云云至脉细者，无一句是柴胡证，仲景何所据而用柴胡也？曰：用药从主症。小柴胡汤之主症为胸胁苦满，吉益东洞言之谆谆，确不可拔，仲景书有不举主症者，省文耳。抑惟其主症，然后可省。省主症而详他症，所以别嫌疑，定犹豫也，明乎此，然后可读仲景书。不然，《伤寒论》号称三百九十七法，设以熟读强记为事，安能泛应万病而曲当哉？许叔微不知据胸胁苦满之主症，而拘拘于便结之非阴，犹不免为幸中。六角任重诊得胸胁苦满，遂毅然投小柴胡而无疑，此东洞之赐也。嗟乎！仲景往矣，书阙有间，舍东洞，吾谁与归。”

从这两则医案看，本条所示之证候确实为临床所实有，且经证实，小柴胡汤是有效方剂。而六角任重之医案，患者尚有胸胁苦满一症，陆氏因此赞赏吉益东洞的认识，认为用药当从主症，本条未言主症，只不过是省文而已。我认为未必如此。所谓的主症，只是小柴胡汤证的最常见症状而已，但不能认为必须具有此症，方能用小柴胡汤。陆氏不过猜测许叔微医案中患者本有胸胁苦满之症，并猜测许叔微没能观察到。但这仅仅是猜测而已，事实未必如此。

我认为本条所示，也是小柴胡汤证的一种亚型。邪气深入，阳气抑郁，故微恶寒而手足冷；气机郁结，故心下满，不欲食而大便硬；郁热上蒸，故头汗出。因而用小柴胡汤疏泄气机，解郁清热而其病自愈。患者可兼有胸胁苦满之症，也可厥如。

伤寒五六日，呕而发热者，柴胡汤证具，而以他药下之，柴胡证仍在者，复与柴胡汤。此虽已下之，不为逆，必蒸蒸而振，却发热汗出而解。若心下满而鞕痛者，此为结胸也，大陷胸汤主之。但满而不痛者，此为痞，柴胡不中与之，宜半夏泻心汤。方十五。

半夏半升，洗　黄芩　干姜　人参　甘草各三两，炙　黄连一两　大枣十二枚，擘

上七味，以水一斗，煮取六升，去滓，再煎取三升，温服一升，日三服。须大陷胸汤者，方用前第二法。一方用半夏一升。（宋本第149条）

伤寒五六日，呕而发热者，柴胡汤证具，而以他药下之，柴胡证仍在者，复与柴胡汤（傍注：此虽已下之，不为逆也），必蒸蒸而振，却发热汗出而解。若心下满而鞕痛者，大陷胸汤主之。但满而不痛者（傍注：此为痞），柴胡不中与之，宜半夏泻心汤。

半夏洗，半升　黄芩　干姜　人参　甘草炙，各三两　黄连一两　大枣擘，十二枚

上七味，以水一斗，煮取六升，去滓，再煮取三升，温服一升，日三服。（康平本第153条·原文）

本条例举了柴胡汤证误下之后的三种结局。第一，柴胡证仍在者，仍当与柴胡汤，可发热汗出而解。第二，误下成结胸，当用大陷胸汤治疗。第三，误下成痞证（“此为痞”三字虽为傍注，但不误），施以半夏泻心汤。

痞证，表现为心下满而不痛，如果同时伴有疼痛，则为兼有胃脘痛。

半夏泻心汤，由半夏、黄芩、干姜、人参、甘草、黄连、大枣共七味药物组成，与小柴胡汤的差异仅在一二味之内，前者用干姜、黄连，后者用生姜、柴胡。因为两者非常相似，故半夏泻心汤擅治痞证之类脾胃病，而小柴胡汤证亦常见心烦喜呕、默默不欲饮食等消化道症状。因为两者有差异，半夏泻心汤无柴胡，故不能治疗往来寒热、胸胁苦满等症，小柴胡汤无黄连，故虽亦能治疗消化系统疾病，却不擅长治疗痞证。往下读，读到大黄黄连泻心汤、附子泻心汤、甘草泻心汤、生姜泻心汤，不难发现诸泻心汤方方有黄连。

太阳少阳并病，而反下之，成结胸，心下鞕，下利不止，水浆不下，其人心烦。（宋本第150条）

太阳少阳并病，而反下之，成结胸，心下鞕，下利不止，水浆不下，其人心烦□□□□□（康平本第154条·原文）

陆渊雷《伤寒论今释》云：“‘其人’下，《玉函》《脉经》《千金翼》俱有‘必’字，若无‘必’字，则文气似不完。”陆氏的判断相当准确，康平本本条“其人心烦”后有阙文。

脉浮而紧，而复下之，紧反入里，则作痞，按之自濡，但气痞耳。（宋本第151条）

脉浮而紧，复下之，紧反入里，则作痞，按之自濡，但气痞耳。（康平本第155条·准原文）

山田正珍《伤寒论集成》以为本条“‘紧反入里’四字，盖后人所掺，宜删之矣。”陆渊雷《伤寒论今释》亦有类似观点：“‘紧反入里’句，甚为不通，必是后人旁注，传写误入正文。”

今观康平本，则此条本非原文，而为准原文。山田氏与陆氏，大概以为此条论痞之成因、症状表现以及“气痞”之命名，尚合符临床实际，唯“紧反入里”四字以脉而论病机，以为非仲景之语，故断为傍注混入正文，所论虽不全中，亦不远矣！

太阳中风，下利呕逆，表解者，乃可攻之。其人漐漐汗出，发作有时，头痛，心下痞鞕满，引胁下痛，干呕短气，汗出不恶寒者，此表解里未和也。十枣汤主之。方十六。

芫花熬　甘遂　大戟

上三味，等分，各别捣为散。以水一升半，先煮大枣肥者十枚，取八合，去滓，内药末。强人服一钱匕，羸人服半钱，温服之，平旦服。若下少，病不除者，明日更服，加半钱。得

快下利，后糜粥自养。（宋本第 152 条）

太阳中风，下利呕逆（嵌注：表解者，乃可攻之），其人漐漐汗出，发作有时，头痛，心下痞硬满，引胁下痛，干呕，短气，汗出不恶寒者（傍注：此表解里未和也），十枣汤主之。

芫花熬　甘遂　大戟

上三味，等分，各别捣为散。以水一升半，先煮大枣肥者十枚，取八合，去滓，内药末（嵌注：强人服一钱匕，羸人者服半钱），温服之（傍注：平旦服），若下少，病不除者，明日更服（傍注：加半钱），得快下利，后糜粥自养。（康平本第 156 条·原文）

宋本第 152 条，其康平本相应条文为第 156 条，系原文。宋本中“表解者，乃可攻之”一语，在康平本为嵌注；“此表解里未和也”一语，则为傍注。

若据宋本，“太阳中风，下利呕逆”句后接“表解者，乃可攻之”，则“下利呕逆”何以还要攻之？颇为费解。

依康平本，则本条讲的是一位太阳中风患者，现表已解，不恶寒，但仍自汗出，且上吐下泻，其虚是明显的，但又有“心下痞硬满，引胁下痛”的水饮表现，且因胸停水饮而短气，当急则治其标，先用攻逐水饮之法。

故应用芫花、甘遂、大戟之类峻烈药味，捣为散。又因为患者本为虚证，所以同时选用大枣肥者十枚，煎汤纳入药末服用。如果“下少”，尚未达到攻邪的目的，需继续服药；如果

"得快下利"，为邪去正伤，又要"糜粥自养"以和胃气。

这条条文应当是一位患者的具体诊治记录。

太阳病，医发汗，遂发热恶寒，因复下之，心下痞，表里俱虚，阴阳气并竭，无阳则阴独。复加烧针，因胸烦，面色青黄，肤瞤者，难治。今色微黄，手足温者，易愈。（宋本第153条）

心下痞，按之濡，其脉关上浮者，大黄黄连泻心汤主之。方十七。

大黄二两　黄连一两

上二味，以麻沸汤二升渍之，须臾，绞去滓，分温再服。臣亿等看详大黄黄连泻心汤，诸本皆二味。又后附子泻心汤，用大黄、黄连、黄芩、附子，恐是前方中亦有黄芩，后但加附子也。故后云附子泻心汤。本云加附子也。（宋本第154条）

心下痞，而复恶寒汗出者，附子泻心汤主之。方十八。

大黄二两　黄连一两　黄芩一两　附子一枚，炮，去皮，破，别煮取汁

上四味，切三味，以麻沸汤二升渍之，须臾，绞去滓，内附子汁，分温再服。（宋本第155条）

本以下之，故心下痞。与泻心汤，痞不解。其人渴而口燥烦，小便不利者，五苓散主之。十九。一方云，忍之一日乃愈。用前第七证方。（宋本第156条）

大阳病，医发汗，遂发热恶寒，因复下之，心下痞（嵌注：表里俱虚，阴阳气并竭）（傍注：无阳则阴独），复加烧针，因胸烦。（嵌注：面色青黄，肤瞤者难治。今色微黄，手足温者，易愈。）心下痞，按之濡，其脉（傍注：关上）浮者，大黄黄连泻心汤主之。心下痞，而复恶寒汗出者，附子泻心汤主之。心下痞（傍注：本以下之故），与泻心汤，痞不解，其人渴而口燥烦，小便不利者，五苓散主之。（嵌注：一方云，忍之一日乃愈。）

大黄黄连泻心汤方

大黄二两　黄连　黄芩各一两

上三味，以麻沸汤二升渍之，须臾，绞去滓，分温再服。

附子泻心汤方

大黄二两　黄连一两　黄芩一两　附子二枚，炮，去皮，破，别煮取汁

上四味，切三味，以麻沸汤二升渍之，须臾，绞去滓，内附子汁，分温再服。（康平本第 157 条·原文）

宋本第 153 条、154 条、155 条、156 条，其康平本相应条文为第 157 条，系原文。

我们先看宋本第 153 条，“阴阳气并竭，无阳则阴独”一句颇难理解：既然是“阴阳气并竭”，何以又“无阳则阴独”呢?

读康平本可知，“阴阳气并竭”连同前面的“表里俱虚”俱为嵌注，而“无阳则阴独”则为傍注。本是不同传人根据自己的理解而做出的注解，自然可以是意见相左的，用语习惯也可以是不一样的，因在传抄过程中全部混入正文，成为这样一段

糊涂文字，而我们要能读懂，那才真是咄咄怪事呢！因而山田正珍《伤寒论集成》云："此条王叔和所掺，今删之。"丹波元简《伤寒论辑义》云："既云'阴阳气并竭'，而又云'无阳则阴独'，义不明切。"又批评诸家注解"糊涂不通"。

我们依据康平本，可知宋本的153条～156条实为一条。这一条论述的是，那个年代临床上太阳病经误治引起诸多变证的情况。首先是汗不得法，发热恶寒不愈；再复误下，以致心下痞；又复烧针，因而胸烦。以下则进一步论述对心下痞的辨治。

第一种情况，心下痞，按之濡，而脉浮（"关上"二字是傍注），从方用大黄黄连泻心汤可知其病属邪热壅滞。

宋本大黄黄连泻心汤只有大黄、黄连两味药物，宋臣林亿等认为当有黄芩。而康平本正有黄芩。

此方不用煎煮，只用滚沸之汤渍之须臾，绞去滓即可。刘渡舟教授《伤寒论诠解》云，"如此渍药之义，则取二药苦寒之气以清中焦无形之邪热，薄其苦泄之味，而防止其直下肠胃"，而《金匮要略·惊悸吐衄下血胸满瘀血病脉证治》中之泻心汤，"治吐血、衄血，但用煎煮之法，而且顿服，则取其味厚力大而泻其血分之热。用药虽一，服法有别，效应各异"。其说可参。

第二种情况，心下痞，伴见恶寒汗出者，属寒热错杂，故用附子泻心汤治疗。

方中附子需煎煮，而大黄、黄连、黄芩仍取麻沸汤渍之，绞去滓之法。

第三种情况，本非泻心汤证，其症“渴而口燥烦，小便不利”，当属五苓散证。其病机为水饮内停，气化不利，故小便不利；津不上承，则消渴口燥；气机阻滞，则心下痞塞。刘渡舟教授将此称为“水痞”。我在实践中曾以五苓散治疗痞证，亦曾以苓桂术甘汤治疗痞证，均有效验。

伤寒，汗出解之后，胃中不和，心下痞鞕，干噫食臭，胁下有水气，腹中雷鸣下利者，生姜泻心汤主之。方二十。

生姜四两，切　甘草三两，炙　人参三两　干姜一两　黄芩三两　半夏半升，洗　黄连一两　大枣十二枚，擘

上八味，以水一斗，煮取六升，去滓，再煎取三升，温服一升，日三服。附子泻心汤，本云加附子。半夏泻心汤、甘草泻心汤，同体别名耳。生姜泻心汤，本云理中人参黄芩汤，去桂枝、术，加黄连，并泻肝法。（宋本第 157 条）

伤寒，汗出解之后，胃中不和，心下痞硬，干噫食臭，胁下有水气，腹中雷鸣下利者，生姜泻心汤主之。

生姜切，四两　甘草炙，三两　人参三两　干姜一两　黄芩三两　半夏洗，半升　黄连一两　大枣擘，十二枚

上八味，以水一斗，煮取六升，去滓，再煎水三升，温服一升，日三服。（康平本第 158 条·原文）

伤寒汗后，中阳受损，痰饮内生，心下痞硬，嗳气食臭，

痰饮流行于胁下肠间，则腹中肠鸣辘辘，大便溏泄。治用生姜泻心汤。

生姜泻心汤，与半夏泻心汤大同小异，是半夏泻心汤减少干姜的剂量为二两，增加生姜四两而成。故差异仅在于生姜与干姜的区别上。然而，生姜与干姜虽有不同，但在脾胃病治疗上我以为差别不大，都可化痰饮，温中阳，止呕吐与下利。差别主要在生姜偏于走表，擅发散风寒；干姜偏于行里，能回阳救逆。但这又与生姜泻心汤、半夏泻心汤的异同无关。故我以为，实在看不出创方人何以既制半夏泻心汤又立生姜泻心汤来。

当然，牵强附会，曲为解释，也不是不能说出个道道来，但这是毫无意义的。

伤寒中风，医反下之，其人下利，日数十行，谷不化，腹中雷鸣，心下痞鞕而满，干呕心烦不得安，医见心下痞，谓病不尽，复下之，其痞益甚，此非结热，但以胃中虚，客气上逆，故使鞕也。甘草泻心汤主之。方二十一。

甘草四两，炙　黄芩三两　干姜三两　半夏半升，洗　大枣十二枚，擘　黄连一两

上六味，以水一斗，煮取六升，去滓，再煎取三升，温服一升，日三服。臣亿等谨按：上生姜泻心汤法，本云理中人参黄芩汤，今详泻心以疗痞。痞气因发阴而生，是半夏、生姜、甘草泻心三方，皆本于理中也，其方必各有人参。今甘草泻心中无者，脱落之也。又按：《千金》并《外台秘要》治伤寒䘌食，用此方

皆有人参，知脱落无疑。（宋本第158条）

伤寒中风，医反下之，其人下利，日数十行，谷不化，腹中雷鸣，心下痞鞕而满，干呕心烦不得安，医见心下痞，谓病不尽，复下之，其痞益甚（傍注：此非结热）（嵌注：但以胃中虚，客气上逆，故使硬也），甘草泻心汤主之。

甘草炙，四两　黄芩三两　干姜三两　半夏洗，半升　大枣十二枚　黄连一两

上六味，以水一斗，煮取六升，去滓，再煎取三升，温服一升，日三服。（嵌注：附子泻心汤，本云加附子。半夏泻心汤、甘草泻心汤，同体别名耳。生姜泻心汤，本云理中人参黄芩汤，去桂枝、术，加黄连，并泻肝法。）（康平本第159条·原文）

半夏泻心汤、生姜泻心汤之后，便是甘草泻心汤。

我们仔细研读原文，不难发现生姜泻心汤证与甘草泻心汤证实际上是雷同的，都是上则嗳气或干呕，中则心下痞硬，下则肠鸣下利。

不仅所治者大体一致，甘草泻心汤与生姜泻心汤的组成也是大同小异的。甘草泻心汤是半夏泻心汤重用甘草至四两（据林亿等考证，甘草泻心汤方中有人参），所以与生姜泻心汤相差无几。

宋本第157条生姜泻心汤方后注云：“半夏泻心汤、甘草泻心汤，同体别名耳。生姜泻心汤，本云理中人参黄芩汤，去桂

枝、术，加黄连，并泻肝法。”这一句话，没有在康平本第158条生姜泻心汤方后注中出现，而是在康平本第159条甘草泻心汤方后注中作为嵌注出现。这实是后人的看法，在宋本中被混入正文。

“生姜泻心汤，本云理中人参黄芩汤，去桂枝、术，加黄连，并泻肝法。”一语不知所据，故很难评论。而“半夏泻心汤、甘草泻心汤，同体别名耳”一语则符合事实。我以为半夏泻心汤、生姜泻心汤、甘草泻心汤三方本身及所治应该是大同小异的，硬要寻找三者的差异恐怕会徒劳无功。但人们为何会想要寻找三者的差别呢？这是囿于这样一种成见，即认为《伤寒论》是仲景一个人写的。既然《伤寒论》是一个人写的，书中方剂是一个人所创，那么这个人创制了半夏泻心汤、生姜泻心汤、甘草泻心汤三张处方，虽然这些方剂有雷同的地方，但一定有不同的用处。否则为什么要创制三张处方，并分别命名呢？

其实，《伤寒论》本就不是仲景一个人创作的，而是他收集整理了古医家的文献。古书不是一个人所写，而是在原始作者口述基础上，一代一代传承下去的。这个过程，有作注解的，有作发挥的，但在后来的传抄中，注解也好，发挥也好，都有可能混入原始文献中。

我认为，半夏泻心汤、生姜泻心汤、甘草泻心汤中可能有一首方剂较早创制，另两首则为学派的后人（可能是不同的后人）在实践中根据其运用习惯有所损益，而慢慢混入文献中。因此，本不是一人所创，自然就不需要深究三者的差异。这样理解可能更符合历史真相。

伤寒，服汤药，下利不止，心下痞鞕，服泻心汤已，复以他药下之，利不止。医以理中与之，利益甚。理中者，理中焦，此利在下焦，赤石脂禹余粮汤主之。复不止者，当利其小便。赤石脂禹余粮汤。方二十二。

赤石脂一斤，碎　太一禹余粮一斤，碎

上二味，以水六升，煮取二升，去滓，分温三服。（宋本第159条）

伤寒，服汤药，下利不止，心下痞硬，服泻心汤已，复以他药下之，利不止，医以理中与之，利益甚（嵌注：理中者，理中焦，此利在下焦），赤石脂禹余粮汤主之。（嵌注：复不止者，当利其小便）

赤石脂碎，一升　太一禹余粮碎，一升

上二味，以水六升，煮取二升，去滓，分温三服。（康平本第160条·原文）

宋本第159条，其康平本相应条文为第160条，系原文。

读宋本可知，患者罹患伤寒之疾，服汤药后下利不止，心下痞硬，医者与泻心汤，此后再次攻下，遂下利不止。医者又以理中与之，下利反甚。读到这里，读者当有这样的感觉：这里讲述的是一个具体的案例，患者运气不好，屡医而效果不佳。

宋本接下来有一番评论，“理中者，理中焦，此利在下焦”，指出理中之所以无效的缘故，而应该用针对下焦的赤石脂禹余粮汤治疗。

可是，这段文字之后，却是这么一句话：“复不止者，当利其小便。”

前面已经自信满满地说过理中无效之由，而认定病在下焦，当用赤石脂禹余粮汤。怎么后面还会说出“复不止者，当利其小便”这样假设之语呢？

而且，这本是一个具体的案例，其结局应该以有效或无效而告终，不当结束于一句假设之语。

第三点疑惑是，如果说用理中焦的理中无效，而改用固下焦的赤石脂禹余粮汤，尚能看出医家递进的思路，那么理中焦、固下焦先后无效，却反而求诸利小便的方剂，这是一种什么思路？我实在看不明白。

最后，我还想说，这位患者好不幸啊！他到底是怎样的疑难杂症啊，被医生反复拿来试验，其最终结局，用了利小便的方剂，是好了还是依然不效，竟然都还是一个疑问呢！

这些种种的不通或疑问，如果对照康平本，便可以真相大白。原来，宋本中“理中者，理中焦，此利在下焦”“复不止者，当利其小便”二语，均为嵌注。因此，这个具体的案例，实际上最后是被赤石脂禹余粮汤治好的。

伤寒吐下后，发汗，虚烦，脉甚微，八九日心下痞鞕，胁

下痛，气上冲咽喉，眩冒，经脉动惕者，久而成痿。（宋本第160条）

伤寒吐下后，发汗，虚烦，脉甚微，八九日心下痞鞕，胁下痛，气上冲咽喉，眩冒，经脉动惕者，久而成痿。（康平本第161条·准原文）

宋本第160条，其康平本相应条文为第161条，系准原文。

本条述伤寒历经吐下、发汗后，津液大伤而布散失常的重证。

伤寒发汗，若吐，若下，解后心下痞鞕，噫气不除者，旋覆代赭汤主之。方二十三。

旋覆花三两　人参二两　生姜五两　代赭一两　甘草三两，炙　半夏半升，洗　大枣十二枚，擘

上七味，以水一斗，煮取六升，去滓，再煎取三升，温服一升，日三服。（宋本第161条）

伤寒发汗，若吐，若下，解后心下痞鞕，噫气不除者，旋覆代赭汤主之。

旋覆花三两　人参二两　生姜五两　代赭一两　甘草炙，三两　半夏洗，半升　大枣擘，十二枚

上七味，以水一斗，煮取六升，去滓，再煎取三升，温服一升，日三服。（康平本第162条·原文）

陆渊雷《伤寒论今释》云:“本方及半夏、生姜、甘草三泻心汤之证，皆非外感卒病。本条云‘解后’，生姜泻心汤条云‘汗出解之后’，可见也。故伤寒方非专为伤寒而设，亦有杂病方存焉。”

陆氏从“解后”一语得出半夏、生姜、甘草三泻心汤证，以及旋覆代赭汤证都是伤寒恢复期出现的病症，可谓慧眼独具。但我以为并不能因此而排除这些证候出现在伤寒进行期的可能。

陆氏又说:“三泻心为急性胃肠炎，故用芩连，本方为慢性，故不用芩连。”则不免与前文自相矛盾了。

我以为旋覆代赭汤证亦为痞证之一种，不过以嗳气为显著特征。故于半夏泻心汤中去黄连、黄芩，加旋覆花并加重生姜剂量以化痰散饮，并用旋覆花与代赭石调理气机。

刘渡舟教授《新编伤寒论类方》载：魏生诊治一妇女，噫气频作而心下痞闷，脉来弦滑，按之无力。辨为脾虚肝逆、痰气上攻之证。为疏旋覆花 9g，党参 9g，半夏 9g，生姜 3 片，代赭石 30g，炙甘草 9g，大枣 3 枚。令服 3 剂，然效果不显，乃请余会诊。诊毕，视方辨证无误，乃将生姜剂量增至 15g，代赭石则减至 6g，嘱再服三剂，而病竟大减。魏生不解其故。余曰：仲景此方的剂量原来如此。因饮与气搏于心下，非重用生姜不能开散。代赭石能镇肝逆，使气下降，但用至 30g 则直驱下焦，反掣生姜、半夏之肘，而于中焦之痞则无功，故减其剂量则获效。可见经方之药量亦不可不讲求也。魏生称谢。

刘氏经验值得参考。我在临床应用代赭石一般剂量为

15～30g，但在旋覆代赭汤的处方中代赭石则只用9g，且不先煎。不先煎的目的，一是为了减少病家煎药的麻烦，二是使代赭石实际煎出量有所减少，使实际用量少于旋覆花的剂量。用此法治疗以噫气为主症的患者多例，多有很好疗效。

下后，不可更行桂枝汤，若汗出而喘，无大热者，可与麻黄杏子甘草石膏汤。方二十四。

麻黄四两　杏仁五十个，去皮尖　甘草二两，炙　石膏半斤，碎，绵裹

上四味，以水七升，先煮麻黄，减二升，去白沫，内诸药，煮取三升，去滓，温服一升。本云黄耳杯。（宋本第162条）

喘家，下后不可更行桂枝汤，若汗出而喘，无大热者，可与麻黄杏仁甘草石膏汤。（康平本第163条·准原文）

宋本第162条，其康平本相应条文为第163条，系准原文。

山田正珍《伤寒论集成》云："此与前63条全同，唯'下后'作'发汗后'为异已。张志聪以为重出衍文，其说极是，今从之。何者？本篇自前百三十八条至后百七十六条（邢斌按：相当于今宋本131条至167条），率以属痞之证骈列立论，而此条独不及此，兹知重出无疑，当删之。"

张氏、山田氏所论合乎情理，当从之。

太阳病，外证未除，而数下之，遂协热而利，利下不止，心下痞鞕，表里不解者，桂枝人参汤主之。方二十五。

桂枝四两，别切　甘草四两，炙　白术三两　人参三两　干姜三两

上五味，以水九升，先煮四味，取五升，内桂，更煮取三升，去滓，温服一升，日再夜一服。（宋本第 163 条）

太阳病，外证未除，而数下之，遂协热而利，下不止，心下痞鞕，表里不解者，桂枝人参汤主之。

桂枝别切，四两　甘草炙，四两　白术三两　人参三两　干姜三两

上五味，以水九升，先煮四味，取五升，内桂，更煮取三升，去滓，温服一升（嵌注：日再夜一服）。（康平本第 164 条·原文）

此条论太阳病外证未除，不当用下法，反一再下之，脾胃受损，而利下不止，心下痞硬，此属表里俱病。温中健脾，消痞止利，用人参汤；解表用桂枝；两者相合，即桂枝人参汤。人参汤，见《金匮要略·胸痹心痛短气病脉证治》，其药物组成同《伤寒论》中的理中丸。

伤寒大下后，复发汗，心下痞，恶寒者，表未解也。不可攻痞，当先解表，表解乃可攻痞。解表宜桂枝汤，攻痞宜大黄黄连泻心汤。方二十六。泻心汤用前第十七方。（宋本第 164 条）

伤寒大下后，复发汗，心下痞，恶寒者（傍注：表未解

也），不可攻痞，当先解表，表解乃可攻痞。（嵌注：解表宜桂枝人参汤，攻痞宜大黄黄连泻心汤。）（康平本第165条·原文）

此条言患者内有痞证，外有表证，当先解表，后治痞证。

伤寒发热，汗出不解，心中痞鞕，呕吐而下利者，大柴胡汤主之。方二十七。用前第四方。（宋本第165条）

伤寒发热，汗出不解，心中痞鞕，呕吐而下利者，□□□□之。（康平本第166条·原文）

宋本“大柴胡汤主”五字，康平本并无。相反，康平本有四个字的阙文。故存而不论可也。

病如桂枝证，头不痛，项不强，寸脉微浮，胸中痞鞕，气上冲喉咽不得息者，此为胸有寒也，当吐之，宜瓜蒂散。方二十八。

瓜蒂一分，熬黄　赤小豆一分

上二味，各别捣筛，为散已，合治之，取一钱匕，以香豉一合，用热汤七合，煮作稀糜，去滓，取汁和散，温顿服之。不吐者，少少加，得快吐乃止。诸亡血虚家，不可与瓜蒂散。（宋本第166条）

病如桂枝证，头不痛，项不强，寸脉微浮，胸中痞鞕，气上冲喉咽不得息者，当吐之（傍注：此为胃中有寒饮也），宜瓜蒂散。

瓜蒂熬黄，一分　赤小豆一分

上二味，各别捣筛，为散已，合治之，取一钱匕，以香豉一合，用热汤七合，煮作稀糜，去滓，取汁和散，温顿服之。不吐者，少少加，得快吐乃止。（嵌注：诸亡血虚家，不可与瓜蒂散。）（康平本第167条·准原文）

宋本第166条，其康平本相应条文为第167条，系准原文。

此条述患者病似桂枝汤证，但实为上焦有饮邪，故用因势利导之法，以瓜蒂散吐之。

病胁下素有痞，连在脐傍，痛引少腹，入阴筋者，此名脏结，死。方二十九。（宋本第167条）

病胁下素有痞，连在脐傍，痛引少腹，入阴筋者，此名脏结，死。（康平本第168条·追文）

宋本第167条，其康平本相应条文为第168条，系追文。

陆渊雷《伤寒论今释》云："此非急性热病之兼变证，但以胁下有痞，故类列于此耳。"意即类似于今之鉴别诊断，其说可从。

伤寒，若吐若下后，七八日不解，热结在里，表里俱热，时时恶风，大渴，舌上干燥而烦，欲饮水数升者，白虎加人参汤主之。方三十。

知母六两　石膏一斤，碎　甘草二两，炙　人参二两　粳米六合

上五味，以水一斗，煮米熟汤成，去滓，温服一升，日三服。此方立夏后立秋前乃可服，立秋后不可服。正月二月三月尚凛冷，亦不可与服之，与之则呕利而腹痛。诸亡血虚家亦不可与，得之则腹痛利者，但可温之，当愈。（宋本第 168 条）

伤寒，若吐若下后，七八日不解（嵌注：热结在里），表里俱热，时时恶风，大渴，舌上干燥而烦，欲饮水数升者，白虎加人参汤主之。

知母六两　石膏碎，一斤　甘草炙，二两　人参二两　粳米六合

上五味，以水一斗，煮米熟汤成，去滓，温服一升，日三服。（嵌注：此方立夏后立秋前乃可服，立秋后不可服。正月二月三月尚凛冷，亦不可与服之，与之则呕利而腹痛。诸亡血虚家亦不可与，得之则腹痛下利者，但可温之，当愈。）（康平本第 169 条 · 原文）

宋本第 168 条，其康平本相应条文为第 169 条，系原文。

宋本“热结在里”四字，在康平本为嵌注。其实，即便没有康平本，应该也能发现宋本的不妥：后既云“表里俱热”，前又说“热结在里”，则“热结在里”四字自然是累赘的。

又宋本中“此方立夏后立秋前乃可服，立秋后不可服。正月二月三月尚凛冷，亦不可与服之，与之则呕利而腹痛。诸亡血虚家亦不可与，得之则腹痛下利者，但可温之，当愈。”一段话，在康平本中亦为嵌注。这段话颟顸不堪，若按此实行，则患者于立夏前，立秋后，特别是正月二月三月，均不得患实热病证，否则无药可医！真是形而上学之极，哪有这样做医生的？！

撇开这些嵌注不谈，我们来讨论本条涉及的几个重要问题。

第一，既然“表里俱热”，何以“时时恶风”？

其实，“表里俱热”只是问题的一个方面，另一方面，邪热炽盛，导致气津两伤，故而时时恶风，并且口大渴而欲饮。又如宋本第 169 条（康平本第 170 条，系原文）白虎加人参汤证亦有“背微恶寒”之症[①]。

第二，本条为何用白虎加人参汤？此方与白虎汤有何区别？

本条一方面邪热炽盛，另一方面气津两伤，故用白虎加人参汤。实际上《伤寒论》中白虎加人参汤出现的频率高于白虎汤。

白虎加人参汤见于《伤寒论》宋本第 26（康平本第 27 条）、168（康平本第 169 条）、169（康平本第 170 条）、170（康平本

---

①《金匮要略·痉湿暍病脉证治》第 26 条云：“太阳中热者，暍是也，汗出恶寒，身热而渴，白虎加人参汤证主之。”虽亦有恶寒表现，但康平本《辨大阳病痉湿暍》相应条文则作：“太阳中热者，暍是也。其人汗出恶寒，身热而渴也。”未谈及白虎加人参汤，故不取之作为一个例证。

第171条)、222(康平本第227条)条，这些条文在康平本均为原文，共5条[①]。

这些条文除有发热(或无大热)、心烦等外，每每有“大烦渴”“口燥渴”“舌上干燥而烦”“渴欲饮水”“欲饮水数升”之类严重的伤津表现，以及“时时恶风”“背微恶寒”之类气虚表现，故于白虎汤中必须加人参益气生津，即合为白虎加人参汤。

而白虎汤见于《伤寒论》宋本第176、219、350条(康平本第177、225、352条，均系原文)。此外，还见于第170条，不过对照康平本，这一处白虎汤出现在嵌注中，故实际出现3次。白虎汤证的表述比较简单，这里暂不展开具体讨论，以后在相关条文中论述。这里我只想说明一点，就是从逻辑上说，白虎汤应该是祖方，白虎加人参汤应该是衍生方，但是毫无疑问，在《伤寒论》中白虎加人参汤似有取代白虎汤之势。

近代名医张锡纯先生说:“愚平生治寒温实热，用白虎加人参汤时，恒多于用白虎汤时。”又说:“当用白虎汤时，皆宜加人参，此立脚于不败之地，战则必胜之师也。”

“立脚于不败之地，战则必胜之师”一语，可谓直入《伤寒》堂奥!

首先，如果患者既邪实又正虚，则用白虎重剂清热，又以人参益气生津，证法方药丝丝入扣，自无疑义。

其次，如果患者目前只是邪热炽盛，而正虚的一面尚未明

① 另见于《金匮要略·痉湿暍病脉证治》第26条，但不取之，理由同前。

白显露，但我们推测其病情发展，气津两伤应是发展的必然后果，故可治其未病。况且，正虚只是未明白显露而已，邪盛者正气哪有不消损的？故张锡纯有“立脚于不败之地”之说，古人还有“先安未受邪之地”之类似语。李寿山教授亦主张凡用白虎汤，必加人参，因热邪犯人必然耗气伤阴①。

再次，扶正有助于祛邪，这就是张锡纯“战则必胜之师”一语的含义。这里略发挥一下。《伤寒论》中扶正祛邪之方甚多，不仅桂枝汤是扶正祛邪方，麻黄汤也是。因方中桂枝，在《伤寒论》的时代实为肉桂，故不仅仅是发汗散寒的作用，还能温补阳气。不但白虎加人参汤是扶正祛邪方剂，实际上白虎汤也有一定补益作用。因方中知母，不仅清热，还有一定的滋阴作用。当然，白虎汤这方面作用是较小的。但我们能从中看出《伤寒论》方的精妙，所选药物兼有补益与祛邪的双重功能，桂枝汤、麻黄汤、白虎汤都是这样，所以药味不多，而效果宏大。

总之，张锡纯“用白虎加人参汤时，恒多于用白虎汤时”一语，可谓获得了《伤寒论》精髓，白虎加人参汤本就应该比白虎汤更有用武之地。

归纳一下：白虎汤证，可以用白虎汤来治疗，也可以用白虎加人参汤来治疗，后者“立脚于不败之地，战则必胜之师”，故更胜一筹；而白虎加人参汤证，则只能用白虎加人参汤治疗，而不可用白虎汤治疗。这大概就是《伤寒论》更多应用白虎加人参汤的缘故吧。

---

① 见李宝顺主编《名医名方录》（第二辑）（中医古籍出版社 1991 年出版）17 页。

可是现代的方剂学教材，把白虎汤放在主方的地位，而将白虎加人参汤作为附方，从“清热剂”的编写角度出发，这样做当然是没错的，可是其实际效果却是很容易让今之学者忽视了白虎加人参汤的运用。这既不符合临床实际，也使人误解原典，今后应当设法纠正。

第三，一般认为白虎汤、白虎加人参汤是治疗阳明经证的主要方剂，这种认识对不对？

要回答这个问题，需要我们联系之前和以后的一些条文，综合起来分析。并且，我们将由这个问题展开，做相关的讨论。

首先，让我们来回顾一下宋本第6条（康平本第6至9条，其中康平本第6、8条系原文，第7、9条系准原文）。这里我把它称作第一组条文。文中“发热而渴，不恶寒”的温病，究竟所指为何？为何与宋本第1条——太阳病的提纲相矛盾？在条文中，温病不像伤寒、中风那样出方剂治疗，这又是为什么？

我想，既然已经有了温病的命名，表明当时已认识到太阳病除了伤寒、中风外还有其他类型，而且其病机的性质属于热。另外，条文中有了症候的描述，只是还没有明确提出治法方药，也就是说还没有像伤寒、中风那样形成系统的证治。

接下来，我们一起温习第二组条文：宋本第38条（康平本第38条）、46条（康平本第46条）、48条（康平本第48条，这三条均系原文）。

第38条，“脉浮紧，发热恶寒，身疼痛，不汗出而烦躁”，是典型的麻黄汤证而见烦躁，用大青龙汤。

第46条，“脉浮紧，无汗发热，身疼痛，八九日不解”，未提恶寒与否，可见无恶寒或恶寒不显著，但又强调“表证仍在”（脉浮紧、身疼痛便是表证），又见“发烦目瞑，剧者必衄”，认为这是“阳气重”，仍用麻黄汤。

以上两条条文差不多是等价的，而大青龙汤与麻黄汤也可以认为是等价的（前文有详论，这里不再重复）。

第48条讲的是二阳并病，是太阳伤寒向阳明发展的中间阶段。症见微汗出而不恶寒，要小发汗。如果面色缘缘正赤，属于“阳气怫郁”，也是要发汗的。或许由于阙文的缘故，此条没有方药。但不难推测，用的一定是麻黄剂。

第48条的“阳气怫郁”，与第46条的“阳气重”其实是差不多的意思，因此这一条与第46、38条讲的也是差不多的病证。而这一条又补充了二阳并病的概念，所以实际上这三条都可以被认为是二阳并病，最多是偏向太阳还是阳明的程度有差别而已。

第38条与典型麻黄汤证更接近，故偏向太阳。第46条未提及恶寒，而“发烦目瞑，剧者必衄”，且原文就有阳气重的表述，故应偏向阳明。第48条微汗出而不恶寒，阳气怫郁而面赤，显然比第46条更偏向阳明。

从这三条看，太阳伤寒向阳明病的发展应该是从恶寒而变为不恶寒，且发热，自汗，甚或烦躁。这些临床表现，是我们能够推导出的阳明病的主症。可是，以后我们还要读到阳明病篇，宋本第180条（康平本第181条，系原文）云：“阳明之为病，胃家实是也”。而我们推导出的阳明病主症，并无胃家实的表现。因此可以设想，阳明病应当还有没有胃家实的类型，尽管《伤寒论》的条文并没有说这一类型。

这种没有胃家实的阳明病类型，其主症是不恶寒，发热，自汗，甚或烦躁，我们不难推导出其病机应当是里热炽盛，而这与太阳温病的临床表现与病机应当是基本一样的。

那太阳温病与无胃家实的阳明病类型应该画等号吗？

当然不能。

太阳温病之名，在《伤寒论》中只出现过一次。这一病证名，为何被提出，又为何被弃之不用，因而也没有进一步的方药联系，没有形成完整的证治，这是一个值得推敲的问题。

我们从条文的表述形式看，可以说其与太阳伤寒、太阳中风的表述形式完全一样，从中可知当时医家确实见到了一部分患者有“发热而渴，不恶寒”的临床表现。这些患者，当然不能归到临床最多见的伤寒或中风中去，而只能另外命名。因其病机属热，所以命名为“温病”。

为何将“温病”归入太阳病？我推测是因为患者初病即见“发热而渴，不恶寒”。但这样的归类，显然又不符合太阳病的定义，即后世所谓的提纲证：“太阳之为病，脉浮，头项强痛而恶寒。”这种自相矛盾的做法，导致了太阳温病之名最后被废弃不用。

然而，其名虽不再被使用，其实却一定还是在临床之中现实地存在着的。因此，有必要将它重新命名与归类。我觉得，既然它与前述阳明病非胃家实型并无本质不同，只是后者由太阳病继发而来，前者是初发病即如此，故可将它归入阳明病中，命名为阳明病原发性非胃家实型，继发而来的自然就应命名为阳明病继发性非胃家实型。

再接下来，我们继续分析涉及白虎加人参汤、白虎汤的条文（条文的序号见前文）。这是第三组条文。

根据条文，我们可知白虎加人参汤证、白虎汤证的主要脉症应该包括：脉浮，或滑，或浮滑，或洪大；发热，或无大热；渴欲饮水（严重者“大烦渴”，“舌上干燥而烦，欲饮水数升”）；可自汗，也可无汗；无表证；或厥；或心烦。

此外，还有“时时恶风”“背微恶寒”等症候，前面已分析过，这是气虚表现，属白虎加人参汤证，而不应该与表证的恶寒混淆。

不难发现，上述脉症与前述阳明病原发性非胃家实型、继发性非胃家实型均相似，病机也一致，都属里热炽盛（进而气津两伤）。换言之，阳明病原发性非胃家实型、继发性非胃家实型均可用白虎加人参汤、白虎汤治疗。

这里还要说明的是，“原发性”与“继发性”的命名，表达的是病证发展演变的规律。但是我们知道，有时候在临床上要搞清楚患者发病的来龙去脉并非易事，更多时候只能辨析当前证候的病机。这时候很难对它做出类似原发性或继发性非胃家实型这样明确的病证诊断，而只能作病机诊断或方证诊断，比如这第三组中的不少条文。我将这种搞不清来龙去脉，而只知道现证属于里热炽盛的病证称为“泛阳明病非胃家实型”。但是，我们在历代医家的医案里不难发现类似的情况经常就直接被称为阳明病。严格地说，其实这并不严谨，人们在六经的框架里把里热炽盛等同于阳明病了。当然，在临床上为了方便，简化处理，省略中间步骤，从这个角度讲也没有什么问题。

这里又需说明，在现代中医学中“证”“症”与“病”均已被严格定义，代表着不同含义，“病”是纵向的，“证”为横截面，“症”只是症状。但在古人那里，“证”与“症”是一个字，与“病”也无本质的不同。

我认为，从现代意义的“证”“病”来看，伤寒可以视为一种病，尽管有些粗糙，而六病其实是六证，所以“阳明病”其实是“阳明证”，并非真正意义上的“病”。而且，不管原发性、继发性的阳明病，本质上都属“证”，而“泛阳明病非胃家实型”显然更是一种“证”。

现在，让我们小结一下。

第一组条文，提出太阳温病的病证名，这一命名中蕴含了病机，并有症候的描述，但缺方药。

第二组条文，讲的是二阳并病，是太阳伤寒向阳明病的发展，我们推导出了阳明病的症候，但其症候并不涉及胃家实，因此说明阳明病有非胃家实的类型。我们对照第一组条文与第二组条文，可知两组条文所揭示的病证并无本质的区别，相反病机是一致的，故循名责实，将所谓的太阳温病重新命名为阳明病原发性非胃家实型，将第二组条文所揭示的阳明病命名为阳明病继发性非胃家实型，后者原文也没有给出方药。

第三组条文，我们可推出白虎加人参汤与白虎汤证两方方证的主要脉症、病机与阳明病原发性、继发性非胃家实型都是一致的，故阳明病原发性、继发性非胃家实型皆属白虎加人参汤或白虎汤证。但这组条文自身有不少均难以给出明确的病证诊断，故我称之为泛阳明病非胃家实型。

这样，尽管上述条文不少都是不完整、有缺陷的，甚至相互之间也有抵牾。但我们在了然原义的基础上求真义，循名责实，将它们串起来，则可做这样的完善：

阳明病的主要类型虽是“胃家实”，但还有另外一种类型，姑且命名为非胃家实型，其病机是里热炽盛（进而气津两伤），从方证角度看，属白虎加人参汤或白虎汤证。非胃家实型的阳明病，又有原发性与继发性的不同。原发者，初病即表现出典型脉症。继发者，从太阳伤寒发展而来。如果病情处于发展阶段之中，则被称为二阳并病。二阳并病有或偏向太阳，或偏向阳明的不同。另外，从临床实际出发，另有一些来龙去脉不甚清楚的白虎加人参汤或白虎汤证，可称为泛阳明病非胃家实型。

如此看来，后世把阳明病明确分为经证、腑证，虽并非《伤寒论》的固有思想，但也是有一定道理的。而这种命名，即“经”“腑”之说，同样出自后世医家的理论的想象，从而构成六经理论或体系的一部分。待到温病学说兴起，阳明经证又被称为气分实热证，成为卫气营血理论的一部分，其实一样是出于理论的想象。实同而名异，说明本质没有变，而理论是可以构建的，只是看谁构建得更合理而已。而我，无意于理论的构建，只是希望能更贴近真义而已，故对阳明病分类的命名，只是给出最直白的称呼：胃家实型与非胃家实型。

现在回到前面提出的问题，把白虎汤、白虎加人参汤看作是治疗阳明经证的主要方剂，这种认识放在六经理论或体系中，可以认为是正确的。

读者看到这里或许会说，你兜了一个大圈子，还是承认旧说没错，那又何必啰啰嗦嗦地兜圈子呢？！

一言以蔽之，我是为了把事情彻彻底底搞清楚！[①]

伤寒无大热，口燥渴，心烦，背微恶寒者，白虎加人参汤主之。三十一。用前方。（宋本第169条）

伤寒无大热，口燥渴，心烦，背微恶寒者，白虎加人参汤主之。（康平本第170条·原文）

伤寒脉浮，发热无汗，其表不解，不可与白虎汤。渴欲饮水，无表证者，白虎加人参汤主之。三十二。用前方。（宋本第170条）

伤寒脉浮，发热无汗（嵌注：其表不解者，不可与白虎汤），渴欲饮水，无表证者，白虎加人参汤主之。（康平本第171条·原文）

吴鞠通《温病条辨》云："白虎本为达热出表，若其人脉浮弦而细者，不可与也；脉沉者，不可与也；不渴者，不可与也；汗不出者，不可与也，常须识此，勿令误也。"

---

① 这一节东西，前前后后，我写了很长时间。写得很累，或许读者读得也很累。因为我撰写的一些文章，追求无懈可击，往往严谨是严谨了，但在可读性方面却可能会带来一些问题。有时候写得太累，不免想这是何必呢！读者未必如我这样想得深，也未必能理解此间深意，甚至反而会觉得我这样的严谨态度是没有必要的。但转念一想，觉得该怎么写还得怎么写！自己明明已经考虑到了，却不这样写，实在过不了自己这一关啊。

柴中元先生《温病求真》云："清后叶、吴之学大行，时医但遵'条辨'，不观'医案'，忽视吴氏晚年于白虎一方学术观大变，故临床应用恒恪守'四禁'。近人又从'四禁'复演成'四大'（身大热、脉洪大、口大渴、汗大出）说。"在接下来的文章中，柴氏对鞠通的"四禁""四大"说有所批评，其具体论述本书不展开。仅从《伤寒论》的这两条条文而言，我们不难发现：

第一，白虎加人参汤证之发热可不必是大热。如恪守"四大"中的"身大热"，是胶柱鼓瑟。

第二，白虎加人参汤证可无汗。"四大"之"汗大出""四禁"之"汗不出者，不可与也"，均系无稽之谈。

这里要说明一点。吴鞠通说的是白虎汤，我为何却拿白虎加人参汤来论证？因为两方方证并无本质的不同，两者的基本脉症应该是一样的。

太阳少阳并病，心下鞕，颈项强而眩者，当刺大椎、肺俞、肝俞，慎勿下之。三十三。（宋本第171条）

太阳少阳并病，心下硬，颈项强而眩者，当刺大椎、肺俞、肝俞，慎勿下之。（康平本第172条·追文）

陆渊雷《伤寒论今释》云，本条"用刺法者，盖古有此法，叔和以掺入本论，非仲景法也"。康平本此条为追文。

太阳与少阳合病，自下利者，与黄芩汤；若呕者，黄芩加半夏生姜汤主之。三十四。

黄芩汤方

黄芩三两　芍药二两　甘草二两，炙　大枣十二枚，擘

上四味，以水一斗，煮取三升，去滓，温服一升，日再夜一服。

黄芩加半夏生姜汤方

黄芩三两　芍药二两　甘草二两，炙　大枣十二枚，擘　半夏半升，洗　生姜一两半，一方三两，切

上六味，以水一斗，煮取三升，去滓，温服一升，日再夜一服。（宋本第172条）

大阳与少阳合病，自下利者，与黄芩汤；若呕者，黄芩加半夏生姜汤主之。

黄芩汤

黄芩三两　芍药二两　甘草炙，二两　大枣擘，十二枚

上四味，以水一斗，煮取三升，去滓，温服一升。（嵌注：日再夜一服）

黄芩加半夏生姜汤方

黄芩三两　芍药二两　甘草炙，二两　大枣擘，十二枚　半夏洗，半升　生姜切，一两半

上六味，以水一斗，煮取三升，去滓，温服一升。（嵌注：日再夜一服）（康平本第173条·原文）

这一条论太阳与少阳合病，但条文过于简略，故较难理解。陆渊雷《伤寒论今释》谓“此条见症，唯下利与呕，方药亦但治胃肠，可知其病是急性胃肠炎赤痢之类。虽或发热，其毒害性物质在胃肠而不在血，非发汗所能祛除，故不用解表之药。此本非伤寒六经之病，然本论既以六经标名，黄芩加半夏生姜汤，又即柴胡桂枝汤去柴胡、人参、桂枝，就其近似者而命之名，故谓之太阳少阳合病耳……急性热病，亦非六经所能概括，后人谓人身本有六经之气，百病不离乎六经，捕风捉影，徒令中医学多生荆棘而已。本条旧注，执定太阳少阳合病之文，以为必有发热、头痛、口苦、咽干、目眩等症，余特揭开翳障，自谓有功学者不浅。”

陆氏之论是有一定道理的，然而一切应从临床实践出发，李心机《伤寒论通释》引用孙溥泉一案，我以为说明太阳少阳合病在临床中是确实存在的。其案如下：

高某，男，成人。1977年6月，因“急性肠炎”腹泻，服痢特灵后腹泻次数减少，但仍有头痛、发热、口苦、胸胁苦满、腹胀等症，纳减，时有恶心、呕吐，舌淡苔微黄，脉弦。此乃太阳与少阳合病，邪热偏于少阳。根据《伤寒论》第172条，应用黄芩加半夏生姜汤。

黄芩18g，白芍12g，甘草9g，大枣6个，半夏9g，生姜9g，白头翁30g，水煎服。

服3剂诸症消失而愈。

伤寒，胸中有热，胃中有邪气，腹中痛，欲呕吐者，黄连汤主之。方三十五。

黄连三两　甘草三两，炙　干姜三两　桂枝三两，去皮　人参二两　半夏半升，洗　大枣十二枚，擘

上七味，以水一斗，煮取六升，去滓，温服，昼三夜二。疑非仲景方。（宋本第173条）

伤寒，胸中有热，胃中有邪气，腹中痛，欲呕吐者，黄连汤主之。

黄连三两　甘草炙，三两　干姜三两　桂枝去皮，三两　人参二两　半夏洗，半升　大枣擘，十二枚

上七味，以水一斗，煮取六升，去滓，温服。（嵌注：昼三夜二）（傍注：昼三夜二，疑非仲景法。）（康平本第174条·原文）

宋本第173条，在康平本为原文，黄连汤方后“疑非仲景方”五字，在康平本中作“疑非仲景法”，为傍注。说明比仲景更晚的后期作者即怀疑此条、此方。我以为从本条的用语看，先论病机而后出症状，又从黄连汤的组成看，可看作半夏泻心汤的加减，故我推测本条可能为比半夏泻心汤等条文晚的原始作者所撰写。

伤寒八九日，风湿相抟，身体疼烦，不能自转侧，不呕，不渴，脉浮虚而涩者，桂枝附子汤主之。若其人大便鞕一云脐下心下鞕，小便自利者，去桂加白术汤主之。三十六。

桂枝附子汤方

桂枝四两，去皮　附子三枚，炮，去皮，破　生姜三两，切　大枣十二枚，擘　甘草二两，炙

上五味，以水六升，煮取二升，去滓，分温三服。

去桂加白术汤方

附子三枚，炮，去皮，破　白术四两　生姜三两，切　甘草二两，炙　大枣十二枚，擘

上五味，以水六升，煮取二升，去滓，分温三服。初一服，其人身如痹，半日许复服之，三服都尽，其人如冒状，勿怪。此以附子、术，并走皮内，逐水气未得除，故使之耳，法当加桂四两。此本一方二法：以大便鞕，小便自利，去桂也；以大便不鞕，小便不利，当加桂。附子三枚恐多也，虚弱家及产妇，宜减服之。（宋本第174条）

伤寒八九日，风湿相持，身体疼烦，不能自转侧，不呕，不渴，脉浮虚而涩者，桂枝附子汤主之。若其人大便硬（傍注：脐下心下硬），小便不利者，去桂加白术汤主之。

桂枝附子汤

桂枝去皮，四两　附子炮，去皮，破，三枚　生姜切，三两　大枣擘，十二枚　甘草炙，二两

上五味，以水六升，煮取二升，去滓，分温三服。

去桂加白术汤

附子炮，去皮，破，三枚 白术四两 生姜切，三两 甘草炙，二两 大枣擘，十二枚

上五味，以水六升，煮取二升，去滓，分温三服。

初一服，其人身如痹，半日许复服之，三服都尽，其人如冒状，勿怪。此以附子、术，并走皮内，逐水气未得除，故使之耳。□法当加桂四两。［嵌注：此本一方二法：以大便硬，小便不利，去桂也；以大便不硬，小便不利，当加桂。附子三枚（傍注：恐多也），虚弱家及产妇，宜减服之。］（康平本第175条·原文）

宋本第174条，其康平本相应条文为第175条，系原文。本条有不少让人困惑的地方。

条文首先讨论伤寒外则风湿困阻，内则阳气虚弱，一身疼痛，不呕排除少阳病，不渴排除阳明病，脉浮提示风寒袭表，虚而涩表明阳气内乏而为湿困，选用桂枝附子汤，其组成与桂枝去芍药加附子汤一样，但剂量不同，方中重用桂枝、附子，意在祛风寒湿而温补阳气。

继而讨论去桂加白术汤证。此方证在宋本症见大便硬而小便自利，在康平本则为大便硬而小便不利。这是本条第一个让人困惑的地方，因为不管是大便硬而小便自利，还是大便硬而小便不利，都似乎与去桂加白术这样的加减方法无因果关系。

如果我们查看《金匮玉函经》《千金翼方》，则可发现“去桂加白术汤”方名作“术附子汤”，假若这样，就根本没有去桂

加白术这样的加减方法。我们可以这样来理解，这里有不同的原始作者的经验与经验方，有用桂枝附子汤的，也有用术附子汤的，但本质上是没有大的区别的，就如半夏泻心汤、生姜泻心汤、甘草泻心汤一样。

接下来，再看去桂加白术汤之方后注，宋本有三处读不通的地方。

第一，谓服药后“身如痹”，“如冒状”，是因为“附子、术，并走皮内，逐水气未得除”。水气未得除，最多病症尚未见效而已，为何“身如痹”“如冒状”呢？这是讲不通的。最大的可能性其实还是附子的毒性反应，因此方用附子三枚，是经方中用附子剂量最大者（另还有桂枝附子汤、大黄附子汤），故可能出现眩瞑反应。

首先这当然是一个认识水平的问题，但更重要的是，虽然这在康平本也是作为原文出现的，但我以为“此以附子、术，并走皮内，逐水气未得除，故使之耳”这样的语句应该不是原文。如果我们考察其他的方后注，不难发现这是不合体例的，因为《伤寒论》方的方后注是不解释用药的。

第二，此方名“去桂加白术汤”，宋本方后注却谓“法当加桂四两”（康平本作“囗法当加桂四两”），自相矛盾。从这一点看，方名叫“去桂加白术汤”应该是错误的，可能是后人根据药物组成与桂枝附子汤的差别而更改的。方名当以《金匮玉函经》《千金翼方》的“术附子汤”为是，而桂枝也完全可以成为方中药物，这样术附子汤与桂枝附子汤的差异最多也就在白术一药上，这更说明两方证实际上是没有本质差别的。

第三，此方用附子三枚，宋本方后注却谓“附子三枚恐多也”，同样自相矛盾。这样的方后注给人的感觉是，这不是制方者自己写的方后注，而是后人的批评意见。如果对照康平本，可发现此条方后注从“此本一方二法”开始此后都是嵌注，其中“恐多也”又为傍注。可见这确实不是原文固有的内容。

总之，本条之风湿外袭、阳气内虚证，有桂枝附子汤、术附子汤两方治疗。两方所主治者，在原文是有症状上的区别的，但因两方组成上非常相似，而症状上的差别又无关宏旨（与主症无关，只是不重要的兼症），且宋本与康平本还不相同，且难以判断孰是孰非，故完全可以不必纠缠两方的差异。

风湿相抟，骨节疼烦，掣痛不得屈伸，近之则痛剧，汗出短气，小便不利，恶风不欲去衣，或身微肿者，甘草附子汤主之。方三十七。

甘草二两，炙　附子二枚，炮，去皮，破　白术二两　桂枝四两，去皮

上四味，以水六升，煮取三升，去滓，温服一升，日三服。初服得微汗则解，能食，汗止复烦者，将服五合。恐一升多者，宜服六七合为始。（宋本第175条）

风湿相抟，骨节疼烦，掣疼不得屈伸，近之则痛剧，汗出短气，小便不利，恶风不欲去衣，或身微肿者，甘草附子汤主之。

甘草炙，二两　附子炮，去皮，破，二枚　白术二两　桂枝去皮，四两

上四味，以水六升，煮取三升，去滓，温服一升，日三服。（嵌注：初服得微汗则解，能食，汗出止，复烦者，将服五合。恐一升多者，宜服六七合为妙。）（康平本第176条·原文）

本条与上一条相比，皆属“风湿相抟”，都有关节疼痛，只是本条症状更重；且汗出短气，尤见虚象；或身微肿，说明湿也较甚，方用甘草附子汤。

甘草附子汤用炙甘草二两、附子二枚、白术二两、桂枝四两，与前之桂枝附子汤、术附子汤相比，组成上大同小异，但附子与白术的剂量显然偏小。既然病症较重，为何用药剂量反而较小？

柯雪帆教授主编《普通高等教育中医药类规划教材·伤寒论选读》是这样解释的：“本方附子剂量小于桂枝附子汤，是由于久病正虚。真如叶天士《临证指南医案·痹门》所说‘新邪宜急散，宿邪宜缓攻’，‘正虚邪实，不可急攻，宜缓图’。”听起来是很有道理的，但其实不值一驳。病情较重，病程较久，正更虚些，这是量的改变，质没有变，用药当然应该重一点，只不过扶正药也要多用一些而已，若本有扶正药，剂量也应相应增加，这才是正常的思维方式。除非患者极度衰弱，或胃气大伤，但此时质也变了，即主要矛盾改变了，需要另外思考标本的问题了，这又是另一码事了。

那应该如何解释病症较重，用药剂量反而较小呢？我以为桂枝附子汤、术附子汤、甘草附子汤其实大同小异，没有本质上的差异。是由《伤寒论》的不同的原始作者创制的，在《伤寒论》文本形成过程中，慢慢进入文本之中。既然是不同的人所制，各人的认识有差异，有的人认为这种情况重一点，或许另一人反而认为轻一点，而且用药剂量对每个人来说也各有各的体会，各有各的习惯。因此就造成了差不多的病症，有三首差不多的方剂，而病重者剂量反轻的局面。

长期以来，人们默认《伤寒论》是仲景一人所写，书中方剂是一人所创，那为何一人要创制三张处方来治疗相类似的病症呢？其中必有其道理，人们自然就会想要探讨其中的差异。这与半夏泻心汤、生姜泻心汤、甘草泻心汤三方的情况是类似的。

伤寒脉浮滑，此以表有热，里有寒，白虎汤主之。方三十八。

知母六两　石膏一斤，碎　甘草二两，炙　粳米六合

上四味，以水一斗，煮米熟汤成，去滓，温服一升，日三服。臣亿等谨按：前篇云热结在里，表里俱热者，白虎汤主之。又云其表不解，不可与白虎汤。此云脉浮滑，表有热，里有寒者，必表里字差矣。又，阳明一证云脉浮迟，表热里寒，四逆汤主之。又，少阴一证云里寒外热，通脉四逆汤主之。以此表里自差，明矣。《千金翼》云白通汤，非也。（宋本第 176 条）

伤寒，脉浮滑，白虎汤主之。

知母六两　石膏碎，一斤　甘草炙，二两　粳米六合

上四味，以水一斗，煮米熟汤成，去滓，温服一升，日三服。（康平本第 177 条·原文）

本条宋本因有“表有热，里有寒”六字而成为一条有疑问的条文。但宋臣早有辨析，其说可从。只是“《千金翼》云白通汤，非也”一语有误，宋臣搞错了，其实是《金匮玉函经》作白通汤。而康平本本条根本无“此以表有热，里有寒”八字，很可能此八字是更为后期的作者的注语，后来混入正文。

伤寒脉结代，心动悸，炙甘草汤主之。方三十九。

甘草四两，炙　生姜三两，切　人参二两　生地黄一斤　桂枝三两，去皮　阿胶二两　麦门冬半升，去心　麻仁半升　大枣三十枚，擘

上九味，以清酒七升，水八升，先煮八味，取三升，去滓，内胶，烊消尽，温服一升，日三服。一名复脉汤。（宋本第177条）

伤寒解而后，脉结代，心动悸，炙甘草汤主之。

甘草炙，四两　生姜切，三两　人参二两　生地黄一斤　桂枝去皮，二两　阿胶二两　麦门冬去心，半斤　麻仁半升　大枣擘，三十枚

上九味，以清酒七升，水八升，先煮八味，取三升，去滓，内胶，烊消尽，温服一升，日三服。（嵌注：一名复脉汤）（康平本第178条·原文）

本条康平本比宋本多“解而后”三字，可能更符合临床实际。因从现代临床看，炙甘草汤多用于病毒性心肌炎，而其心

脏受累症状常在病毒感染前驱症状出现 1～3 周后逐渐发生。

柯雪帆教授《疑难病证思辨录》中给一位频发性室性早搏（怀疑是心肌炎）患者开了一张炙甘草汤原方，她的见症是胸闷、心悸、自汗，有时升火、有时怕冷，活动多了感到气短，舌质偏红，苔薄净，脉结。其处方如下：

生地 250g，麦冬 45g，桂枝 45g，党参 30g，麻仁 60g，炙甘草 60g，生姜 45g，大枣 30 枚，阿胶 30g，2 剂。用水 1600mL，清酒 1400mL 煎药，煎到 600mL 左右，分 3 次服。

这样大的剂量药房不肯配，就把剂量大约减到原来的七分之一，配 14 剂，再把 7 剂药合在一起煎。生地这味药，药房只同意配 30g，因此总量只有 210g。土制米酒买不到，就用黄酒 1000mL，再加水 400mL 稀释来代替。煎了近 3 小时，大约煎到 600mL 时去药渣，加入先前烊化的阿胶，搅拌均匀，药汁像稠厚的糖浆，分成 3 份，每份约 200mL。药煎成，已过中午，吃第 1 服，晚上吃第 2 服，第 2 天上午吃第 3 服。把留下的药渣再煎一次，又吃了约 200mL。服药后没有明显的副反应，只是略感头昏，想睡觉。是否与酒有关，尚不能肯定，因服药时药汁已无酒味。从服炙甘草汤这一天开始停用西药，第 3 天自觉早搏消失。第 4 天又煎第 2 剂药吃。第 6 天复查心电图正常。为巩固疗效，用前方半量，再吃 2 服。1 个月后再做心电图，未发现早搏。以后早搏偶有出现，但自觉症状不明显，未再服药。病已基本痊愈。

这是炙甘草汤原方原剂量的卓越疗效。说起经方药物的剂量，柯雪帆教授认为，根据考古发现的“权”，其中一个是公元

179年铸造的，和《伤寒论》著书时间很接近，按此“权”推算，东汉时1斤等于现在的250g，一两等于15.625g。这在柯氏主编的《普通高等教育中医药类规划教材·伤寒论选读》附录三“关于《伤寒论》中药物剂量的几点说明”中有更详细的说明，如对某些药物进行了实测，譬如麻仁半升实测是53g，麦门冬半升是45g，这样的研究颇值参考。

脉按之来缓，时一止复来者，名曰结。又脉来动而中止，更来小数，中有还者反动，名曰结，阴也。脉来动而中止，不能自还，因而复动者，名曰代，阴也。得此脉者，必难治。（宋本第178条）

脉按之来缓，时一止复来者，名曰结。又脉来动而中止，更来小数，中有还者反动，名曰结，阴也。脉来动而中止，不能自还，因而复动者，名曰代，阴也。得此脉者，必难治。（康平本第179条·追文）

此条显然是对上一条的解说。陆渊雷《伤寒论今释》云：“《玉函》无此条，此后人注释前条之语，传抄误入正文耳。”证之康平本，此条为追文。

参考文献

[1] 钱超尘 . 伤寒论文献通考 [M] . 北京：学苑出版社，1993.

[2] 娄绍昆著；娄莘杉整理 . 中医人生——一个老中医的经方奇缘 [M] . 北京：中国中医药出版社，2012.

[3] 马继兴 . 中医文献学 [M] . 上海：上海科学技术出版社，1990.

[4] 刘渡舟 . 伤寒论校注（中医古籍整理丛书重刊本）[M] . 北京：人民卫生出版社，2013.

[5] 李顺保 . 伤寒论版本大全 [M] . 北京：学苑出版社，2000.

[6] 钱超尘，温长路 . 张仲景研究集成 [M] . 北京：中医古籍出版社，2004.

[7] 宁镇疆 .《老子》“早期传本”结构及其流变研究 [M] . 上海：学林出版社，2006.

[8] 大塚敬节 . 伤寒论解说 [M] . 吴家镜，译 . 台南：大众书局，[出版时间不详] .

[9] 段逸山 . 中医古籍校读法 [M] . 北京：人民卫生出版社，2009.

[10] 邢斌 . 半日临证半日读书 [M] . 北京：中国中医药出版社，2012.

[11] 陆渊雷著；鲍艳举，花宝金，侯炜点校 . 伤寒论今释 [M]. 北京：学苑出版社，2009.

[12] 山田正珍 . 伤寒论集成 [M] . 上海：上海中医学院出版社，1993.

[13] 冯世纶.解读《伊尹汤液经》[M].北京：学苑出版社，2009.
[14] 廖育群.重构秦汉医学图像[M].上海：上海交通大学出版社，2012.
[15] 曹东义.神医扁鹊之谜[M].北京：中国中医药出版社，1996.
[16] 丹波元坚.伤寒论述义[M].上海：上海中医学院出版社，1993.
[17] 裘沛然.壶天散墨——裘沛然医论集（增订本）[M].上海：上海科学技术出版社，1990.
[18] 刘渡舟，聂惠民，傅世垣.伤寒契要[M].北京：人民卫生出版社，2006.
[19] 周凤梧，张奇文，丛林.名老中医之路[M].济南：山东科学技术出版社，2005.
[20] 陈明，刘燕华，张保伟.刘渡舟伤寒临证指要[M].北京：学苑出版社，1998.
[21] 王叔和著；范登脉校注.脉经[M].北京：科学技术文献出版社，2010.
[22] 马堪温，赵洪钧.伤寒论新解[M].北京：中国中医药出版社，1995.
[23] 雷载权，张廷模.中华临床中药学：上卷[M].北京：人民卫生出版社，1998.
[24] 邢斌.方剂学新思维[M].北京：人民卫生出版社，2009.
[25] 曹颖甫著；农汉才，王致谱点校.经方实验录[M].福州：福建科学技术出版社，2004.
[26] 章虚谷编注；王孟英评点.增批评点伤寒论本旨[M].绍兴：墨润堂书苑，1929（民国十八年）.

[27] 董廷瑶. 幼科刍言 [M]. 上海：上海科学技术出版社，1983.

[28] 叶治范. 桂枝汤加黄芪治疗流行性感冒的疗效观察 [J]. 江西中医药，1960（1）：21–22.

[29] 上海市卫生局. 上海老中医经验选编 [M]. 上海：上海科学技术出版社，1980.

[30] 萧国钢. 儒门事亲研究 [M]. 北京：中医古籍出版社，1998.

[31] 路志正. 路志正医林集腋 [M]. 北京：人民卫生出版社，2009.

[32] 杨麦青. 伤寒论现代临床研究 [M]. 北京：中国中医药出版社，1992.

[33] 刘渡舟. 新编伤寒论类方 [M]. 太原：山西人民出版社，1984.

[34] 邢斌，黄力. 祝味菊医学五书评按 [M]. 北京：中国中医药出版社，2008.

[34] 李宝顺. 名医名方录（第二辑）[M]. 北京：中医古籍出版社，1991.

[35] 柴中元. 温病求真 [M]. 北京：中国中医药出版社，1996.

[36] 柯雪帆. 疑难病证思辨录 [M]. 北京：人民卫生出版社，2003.